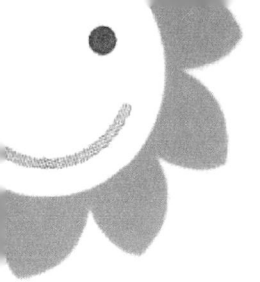

우리집 손님들

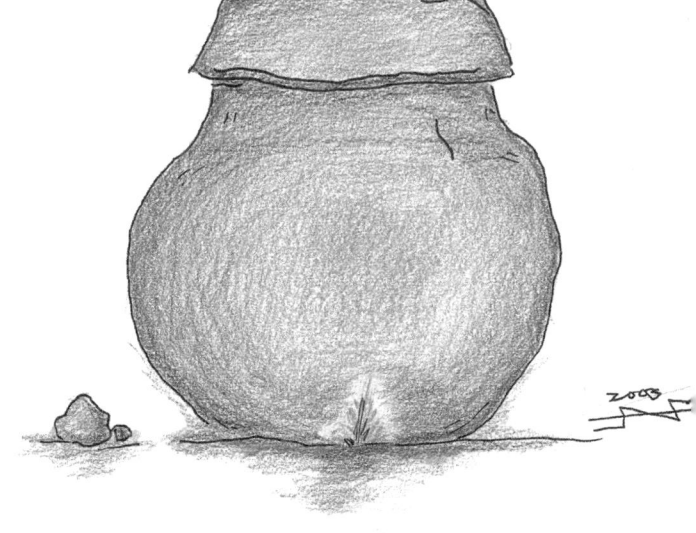

□ **머리글**

　우리 집엔 언제나 반가운 손님들이 찾아오십니다.
　그래서 말끔하게 단장하고 손님 맞을 채비를 하고 있지요.
　우리 집 식구들은 언제부터인가 방문하시는 손님들을 더 이상 환자나 병자라고 부르지 않습니다.
　모두가 소중한 분들이시니 손님으로 부릅니다.
　'이푸른 님.', '지은이 손님.'
　이렇게요. 어느 집이든지 손님은 당연히 대접을 받습니다.
　저희 집을 방문하는 모든 손님을 저희가 한 분 한 분 정성을 다해 귀하게 모신다면 손님들도 흐뭇하시고 아마 질병의 치료 속도도 훨씬 더 빨라지겠지요. 아직은 많이 미흡합니다. 하지만 더 나아지기 위해 계속 노력 중입니다.
　'우리 집 손님들'은 한의원 백태를 쉽게 소개하고 한방 의료에 대한 이해를 돕고자 가벼운 마음으로 쓴 글입니다.
　우리 집에서 매일 매일 쏟아지는 손님과 주인간의 사랑방 이야기들, 그것을 있는 그대로 펼쳐 봤습니다. 그냥 재미있게 읽으시고 아플 때나 한의원을 이용할 때 참고가 됐으면 하는 바람입니다.
　이 책이 나오기까지 강산이 한번 변하고도 남을 긴 시간 동안 '우리 집 손님들'께 기쁨을 드리기 위해 앞장서온 이현숙 간호실장과 강미영 선생을 비롯한 모든 직원들에게도 깊은 고마움을 전하며 이 책의 출판을 맡아주신 박종현 사장님께도 깊이 감사드립니다.

봉황과 신선이 노는 마을에서
글쓴이　최　현

우리집 손님들

제 1장 한의원 이야기

1.자화상

　　　　　17 · 대머리 유감
　　　　　19 · 시원찮게 생겨서 유감입니다
　　　　　21 · 아, 가을도 없이 겨울이 왔네
　　　　　23 · 원장님 생각보다 작으시네요
　　　　　25 · 쥐구멍에도 볕뜰날 있다
　　　　　27 · 통일을 고대합니다

2.한의원 이야기

　　　　　31 · 가장 뛰어난 명약
　　　　　35 · 냄새
　　　　　39 · 명의가 겸손해질 수밖에 없는 이유
　　　　　41 · 보살과 주지의 차이
　　　　　43 · 사생활 침해

47 · 삼십대 주부는 자유롭다
51 · 아가씨가 임신할 땐
53 · 아니, 우유가 해롭다고요
57 · 약 한 첩, 침 한 방
59 · 언제부터 아프셨어요?
61 · 여기가 천당이요?
63 · 예스맨과 노맨
65 · 원탁에서 우는 여인들
67 · 의사소통이 잘 안 되어
69 · 이 집 파리 날리나?
73 · 이런 병도 낫던가요?
75 · 이런 데서 침을 맞아도 되나?
77 · 장가 좀 가게 해 주이소
79 · 전화 목소리
83 · 점 치러 오는 사람
87 · 정말 간호사 맞아요
89 · 좋은 게 좋아요
93 · 진맥을 하며
95 · 진찰 침대

97 · 진찰도 못해 본 별난 환자
　　101 · 진찰을 받는 모습들
　　103 · 친정 어머님 되세요
　　105 · 키를 재며
　　109 · LA에서 온 전화
　　113 · 우리 집 식구들

3. 한의원을 찾는 사람들
　　―가족
　　　　115 · 고부간 화병
　　　　119 · 세대차
　　　　125 · 시어머니 약값
　　　　127 · 천사 엄마
　　　　129 · 접수 순서에도 섭섭함이
　　　　131 · 딸꾹질과 만병통치
　　　　133 · 삼신할아비

―부부

    135 · 나도 한약 좀
    137 · 남편의 구타, 그리고 오진
    141 · 늙은 남편의 아름다운 간호
    143 · 아내가 신들렸나요?
    147 · 여보 먼저, 당신 먼저
    149 · 용돈
    151 · 우리 남편 외도할까요?

―어린이

    155 · 꼬맹이의 관찰력
    157 · 손을 찧는 아이들
    159 · 천진한 아이들

―환자와 의원

    161 · 그만 오랄 때까지 다닐 테니까
    163 · 꾸지람 좀 부드럽게 해 주셨으면
    165 · 나같은 환자 쌔버렸응께
    167 · 멀리서 왔어요

169 · 불성실한 의원
171 · 오만한 의원
173 · 장담 좀 해보랑께요

4.회고

175 · 껌 한 통의 보답
179 · 수련의 처방
181 · 황토 구두

제 2장 질병상식

1.건강 상식

- 189 · 봄의 불청객 춘곤증
- 191 · 여름을 탈 때
- 195 · 여름 수험생 건강법
- 199 · 삼계탕
- 201 · 여름 양생법과 이열치열
- 205 · 가을철 건강관리
- 209 · 끼고 사는 감기
- 213 · 식욕부진 어린이
- 215 · 체질 편식
- 219 · 알레르기 체질
- 221 · 어린이 보약
- 223 · 자녀의 자위
- 227 · 지나친 땀(도한자한)
- 229 · 임신 중 한약 복용
- 231 · 중풍을 예방하는 방법
- 233 · 만성피로
- 235 · 신보

　　　　　239 · 가정 파괴범 담배
　　　　　241 · 연말연시 음주법
　　　　　243 · 한약 복용할 때 음식 가리는 이유

2.질병 상식
　　　　　247 · 갱년기 장애
　　　　　249 · 겨울철 불청객 감기
　　　　　253 · 구안와사증
　　　　　257 · 남성 성기능 장애의 예방
　　　　　259 · 남성 갱년기 장애
　　　　　261 · 명절증후군
　　　　　263 · 방노상
　　　　　267 · 산후풍
　　　　　271 · 생리불순
　　　　　273 · 성장통
　　　　　275 · 수족냉증
　　　　　279 · 알레르기성 비염
　　　　　281 · 야뇨증
　　　　　285 · 어지럼증
　　　　　287 · 코피

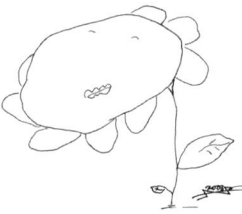

제 1장 한의원 이야기

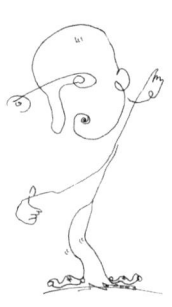

대머리 유감

"저, 우리 남편 나이가 서른 둘이고요, 머리가 많이 빠졌는데 그것도 치료할 수 있나요?"
부인이 나가다 말고 내 머리를 유심히 쳐다보면서 말한다.
나도 모르게 찜찜한 기분이 든다. 도둑이 제발 저린다고나 할까. 요즘 내 머리카락은 머리 위에 붙어 있기가 싫은가 보다. 자꾸만 빠져나가 정수리 언저리가 비루먹은 강아지처럼 되어 가고 있다.
쉽게 말하면 나도 대머리족인 셈이다.
사실 나이 오십에 대머리는 부끄러울 것도 없다.
그런데 사십대 초반까지만 해도 내 머리가 이렇게 쑥대밭이 될 줄은 상상도 못했다. 그만큼 머리숱이 많았다. 하지만 조금만 현명했더라면 미리 예견할 수 있었을 것이다.
외가가 나이 삼십이면 머리칼이 남아 있지 않는 순 대머리 가족이었기 때문이다. 따지고 보면 막내 동생은 대학생 때부터 머리가 빠져 마음 고생이 심했다.
　한번은 어머님께서 익산의 모 약국에 대머리 약을 사러 가셨다. 그런데 젊은 약사가 장시간에 걸쳐 상담한 후 돌아서 고개를 뒤로 젖히고 약장에서 약을 꺼내려는 순간 그의 훌렁 벗겨진 뒷머리가 여지없이 드러나고 말았다.
　"아니, 약사님도 대머리시구먼……."
　놀란 어머님은 탄식을 하신 후 '아이고, 그냥 가야겠네. 좋은 약 있으면 약사님이 못 고치셨겠수?' 라면서 그냥 돌아 나오셨다. 그때 뒤로 들리는 안타까운 목소리.
　'아니, 그런게로 내가 가발 쓰고 있으라고 했잖냐. 아~야.'
　약사의 어머니가 곁에 서 있다가 손님이 그냥 가는 것을 보고 애가 타서 하는 말이었다.
　대머리는 유전적, 체질적 소인이 가장 크다. 따라서 외가나 친가, 또는 부모님이 대머리 기질이 있는 경우 젊을 때부터 건강을 관리하면 훨씬 더 오래도록 모발을 유지할 수 있다. 사십 이전이라면 신장 기능을 강화하고 스트레스와 피로를 개선하는 한약제 치료로 종종 좋은 효과를 얻을 수 있다. 여기에 적당한 운동도 많은 도움이 된다.
　대머리는 질병이 아닌데도 대머리 환자라고 불린다.
　최근 한 설문조사에 의하면 대다수의 여성들이 대머리를 매력도 없고 늙어 보인다고 응답했다고 한다. 대머리가 정력이 많아 그렇다고 이야기되던 때가 어제 같은데. 대머리엔 스트레스와 과로, 그리고 술과 담배가 가장 해롭다.

시원찮게 생겨서 미안합니다

"원장님, 얼굴 좋아지셨네요?"

요즘 들어 진료실에서 1~2년만에 다시 온 단골 손님들에게 심심찮게 듣는 인삿말이다. 하지만 듣는 입장에선 되게 쑥스런 안부 인사이다.

'아픈 사람을 건강해지도록 돌보는 의원에게 그게 무슨 말이람……'

그와 동시에 전엔 내가 얼마나 얼굴이 꺼칠했을까 하는 생각을 하며 그 환자가 왔을 당시 내 모습을 떠올려 본다.

중 3때, 당시는 과외를 할 필요도 없는 고등학교 동계 진학 제도였는데 일부 과목의 부진 때문에 별로 필요도 없는 저녁 과외를 했었다. 집으로 가는 기차는 송정리에서 출발한 기차였다. 그런데 거의 매일 연착하여 이리(지금의 익산)역에 늦게 도착하곤 했다.

그 완행열차를 타고 시골 황등 집에 도착하면 밤 11시에서 12시

이후가 되곤 했는데 그때 홀딱 굶은 배로 저녁을 먹고 곧바로 잠을 잤으니 위장병이 생기는 건 당연한 일.

그 이후로 위산과다증, 위염, 위궤양, 만성설사, 빈혈, 두통, 시력감퇴, 관절통, 요통 등으로 수년간 많은 고생을 했다. 그래서 위장병은 한의사가 되기 전에 이미 임상적으론 대부분 저절로 터득한 셈이었다. 나중에 알고 보니 우리 나라나 중국의 명의 상당수도 자신이나 주변 가족이 아팠던 데서 비롯된 경우가 적지 않았다.

결국 그 덕분에 한의대를 지망하게도 됐지만 사실 최근까지도 이런 저런 일 때문에 괜히 바쁜 척 지내왔고 실제로도 쉴 틈이 별로 없었으니 신수가 훤할 리 없었다.

늘 꺼칠한 얼굴에 부스스한 모습이었을 것이니 손님들께선 환자를 본답시고 자신보다도 더 허약해 보이는 이런 의원이 안쓰럽고 못 미더워 보였을 것이다.

나는 편안함을 주는 중후한 체격의 볼품 좋은 옷걸이를 못 갖춘 것에 대해 우리 집 손님 분들께 늘 미안한 마음이 있다. 빈약한 원장을 봤던 손님들의 안타까운 마음이 나중에 조금만 더 윤기 도는 얼굴만 보여도 그만 '원장님, 요즘엔 더 좋아 보이네요!' 라는 반가운 첫 인사로 표현되는 것이 아닐까?

코미디언 고 이주일씨는 '못생겨서 미안합니다.' 라고 했지만 나는 이렇게 말씀드리고 싶다.

"시원찮게 생겨서 미안합니다."

아, 가을도 없이 겨울이 왔네

요즘 지구 온난화에 따른 이상기후 영향으로 긴 여름이 가고 나면 곧바로 서리가 내리고 단풍 감상할 틈도 없이 겨울이 찾아온다.

내게도 천고마비의 결실이 풍성한 가을은 점만 찍고 지나간 듯한 느낌이다. 80년대 초 수련의 생활이 막 시작될 당시만 해도 모든 것이 열심이어서 아무 것도 거리낄 게 없었지만 단 한 가지 핸디캡이 있었다면 그것은 오직 나이가 젊다는 점.

한의사에게 나이든 얼굴은 환자 분에게 그윽한 연륜에서 우러나오는 신뢰감과 안정감을 느끼게 한다는 이야기를 수도 없이 들었기 때문이다.

"한의사는 젊으면 환자가 안 믿어. 그래서 환자가 떨어진단 말이야. 그러니 더 열심히 해."

병원장님 말씀이었다.

"어머, 참 젊으시네요."

사십대 아주머니들의 탄성.

칭찬이 아니고 아쉬움의 발로이다.

"으음, 원장이 너무 젊으시네……."

"유명하다 해서 왔는데 생각보다 너무 젊네……."

나이 드신 어르신들의 혼잣말이다.

다름이 아니라 단지 나이가 생각보다 젊다는 것이 불만스러운 것이다. 그래서 나도 무언가 차림새를 노숙하게 보이려고 애를 쓰기도 했다. 그런데 불혹의 나이에 들어서서 이제는 장년의 중후함으로 승부 한번 하려 했는데, 벌써 겨울이 찾아와 버렸다.

"아가, 할아버지 안녕, 해 봐."

"할아버지 안녕하세요. 빨리 인사 드려라."

아이를 데려온 할머니와 젊은 엄마들이 따라온 아이들에게 인사를 갖추라고 부추긴다. 원장 할아버지께.

세월에 묻어나간 내 대머리를 원망하랴?

아, 가을도 없이 겨울이 왔네.

원장님, 생각보다 작으시네요

"원장님, 생각보다 훨씬 작으시네요?"

30대 초반의 부인이 고개를 약간 갸우뚱 비틀면서 노골적으로 낙담한 실망의 모습을 감추려 하지 않는다.

하지만 '아이구, 참' 듣는 사람 입장 좀 생각해 주면 안 되나?

몇 년 전 '한방 성의학'을 쓴 뒤로 신문, 잡지, TV 등의 각종 매스컴에 나가 성에 대해 이야기를 하고 또 신문에도 2년 넘게 성 칼럼을 기고한 적이 있었다. 그런데 성 이야기를 보고 찾아오는 이들, 특히 여성들 가운데 대부분은 솔직히 좀 기대에 어긋났다는 투다.

'신문에 실린 사진은 크게 보이던데……'

처음엔 당혹감에 빠져 왜 그럴까 하고 연구해 보았다. 성에 대해 글을 쓰는 필자를 마치 에로 영화 변강쇠 역의 이대근씨 정도의 우직한 몸매나 흘러간 청춘스타 신성일씨 같은 섹시한 멋진 남자로 기대하기 때문이 아닐까.

어쨌든 외모도 변강쇠와 같을 거라 믿고 남편 성 상담을 하러 왔는데 변강쇠는 그만두고 전혀 섹시하지도 않은 왜소한 체격에 낙담한 나머지, 그만 상대 입장 생각해줄 겨를도 없이 실망의 탄성을 내지르는 것이니라.

때론 성기능장애 치료약의 약효가 떨어지는 것만 같아 너무도 안타깝지만 어쩔 것인가. 이제 나는 더 클 수도 더 근육을 불릴 수도 없으니 말이다.

그러나 이것 하나만은 꼭 알아 줬으면 좋겠다.

원장의 섹시한 외모가 성기능장애 치료에 필요한 것이 결코 아니라는 것. 그리고 치료 하나는 확실하다는 것.

영화비평가가 연기를 잘하는 것은 아니며 유명한 소설 평론가도 베스트셀러 작가가 아니지 않는가. 또 권투코치가 챔피언을 만들지만 챔피언보다 권투를 더 잘하는 건 아니며 히딩크가 홍명보보다 축구를 더 잘하는 것도 아니다.

성의학 전문가는 '아놀드 슈와제네거' 같은 근육질에 변강쇠 같은 정력 그리고 '카사노바' 같이 끼가 넘칠 필요는 없다.

나로서는 그런 체격조건을 타고나지 못해 속상해 한 적은 없다. 다른 사람의 성기능장애 치료에 내 몸이 필요한 건 아니니까. 다만 이렇게 간혹 생각해 볼 따름이다.

'외모가 변강쇠 같다면 심리적 측면에서 볼 때 혹시 좀 더 치료 효과가 낫지는 않을까……'

하지만 정말 그럴까?

쥐구멍에도 볕뜰날 있다

나는 오래 전부터 임상에 나가면 별로 재미를 못 볼 거라는 저주(?)를 자주 받아 왔다. 대학교 때 초대 학장이셨던 L모 학장님이 사석에서 나를 보더니 대뜸 '너는 개업 체질이 아냐.' 하셨다.

한의대에 재직하다가 개원가로 나올 때도 여러 사람으로부터 만류를 받으며 회유 반 우려 반으로 들은 이야기가 역시 그 말이었다.

평소 학구적이란 소릴 많이 들었고 졸업 때 학장 상을 받았지만 개업은 늘 '실력 플러스 알파' 라는 이유가 그런 우려의 가장 일반적인 근거였는데 나의 내성적이고도 사교적이지 못한 성격이 그런 판단에 힘을 더 했던 것 같다.

물론 또 한 가지 이유가 있었다. 한의사는 체구가 그럴 듯해야 하는데 체구도 작고 말라깽이 몸매에는 돈이 붙지 않는다는 거였다.

"야, 한의사가 보약을 많이 팔아야 하는데, 너는 그래 그 몸매 보고 누가 와서 보약 먹겠니?"

한의사가 아닌 친구들도 틈만 있으면 놀렸다. 아, 그런데 개원을 하자마자 우려했던 것이 현실로 나타났다. 환자들의 생각도 역시 같았던 것이다.
"원장님부터 보약 드셔야겠더라구요."
진료실을 나간 후 간호사에게 하는 핀잔이다.
'뭐, 자기 건강도 제대로 추스르지 못하는 주제에 남을 고친다고 덤비느냐.'는 빈정거림이리라. 대개 악의는 없는 듯하지만 어쨌든 처음엔 나름대로 무척 스트레스를 받았다.
진료실에 앉자마자 바로 그 말을 코앞에다 대고 하시는 무정한 분도 드물지 않았다. 처음엔 '이러다 병원 문 닫는 것은 아닐까' 하는 생각이 문득 들 때도 있었다. 그 만큼 자신이 없었다. 작으면 단단하게라도 생길 것을…….
후회도 했지만 이제 '지천명'에 접어든 나이에 어쩔 것인가. 그런데, 하나님도 결코 무심하지는 않으신 것 같다. 왜냐고? 세상이 달라진 것이다. 유치원에서 칠순 할머니까지 이구동성으로 약 짓기 전에 주문하는 말이 있다. 요즘 우리 집에서 가장 잘 뜨는 말이다.
즉, '저, 살 좀 안 찌게 지어 주세요. 살찌게 하면 안 먹을래요.' '옳다, 됐다.' 나는 이 순간을 결코 놓치지 않는다. '이거 보쇼, 이 원장 체격 좀 보라구요. 약 먹고 살찌게 생겼나. 손님들은 원장을 다시 한 번 힐끔 쳐다본다. 그리고선 씩 웃는다. '과연…' 하는 눈치다. 백가지 말이 필요 없는 순간이다.
살찌고 기름진 원장님들. 이제 살 좀 빼시느라 힘깨나 들겠소!
마른 몸이 갑자기 뿌듯해지며 힘이 간다. 세상은 돌고 돈다.

통일을 고대합니다

　임신했을 때 시골로 이사 가는 바람에 먹을 것이 부족했고 그렇게 먹고 싶었던 감자를 한 개도 못 먹은 채 나를 출산했다는 어머님 말씀. 그래서일까?
　뱃속에서 애타게 감자를 기다려서 그런지 내 눈은 웃으면 없어진다고들 한다. 부실하게 태어난 나는 한참 클 나이인 중학교 때부터 위장병이 생겨 몇 년간 심한 위궤양과 설사를 하면서 음식을 제대로 먹지 못했다. 그래서 얻어진 별명이 '땅딸이'였다.
　하지만 다행스럽게도 그 동안엔 키 하곤 무관하게 살아왔다. 그런데 요즘에서야 새삼스레 키 때문에 스트레스를 받고 있다.
　최근의 일이다. 생일에 구두 티켓을 선물 받아 모처럼 백화점에 가보니 사이즈가 맞는 것이 하나도 없었다. 내친김에 이 코너 저 코너를 찾아 다녔는데 계속해서 가장 작은 사이즈를 달라고 말하는 것도 자존심 상했고, 그런데도 사이즈 맞는 것이 하나도 없다는 것이 더욱 속상했다.
"아동화 코너에나 가 보시죠."
자격지심인지 점원의 눈이 마치 그런 말을 하는 것처럼 느껴지기도 했다. 그뿐 아니다. 몇 년 전부터 백화점 기성복 코너에 가보면 작은 사이즈를 만드는 회사가 점점 줄어들어 이젠 두세 개 브랜드 말고는 내 몸에 맞는 최소 사이즈를 아예 만들지조차 않는다. 거기서도 세일을 하지 않을 때 가야 겨우 구할 수 있지만 그곳에서도 작은 사이즈를 만들지 않을까 봐 여간 조마조마한 게 아니다. 그럴 때마다 작은 키가 자본주의 사회에서 갖가지 소외를 받는다는 생각이 절로 든다.

나는 조국이 빨리 통일되기만을 학수고대한다.

왜냐고?

이북 사람들은 제대로 먹지 못해서 20대 초반 남성의 평균 신장이 겨우 162cm 정도에 불과하다. 따라서 우리 나라보다 무려 평균 10cm 정도가 작은 그쪽에 가면 나도 어엿한 중간키에 속하기 때문이다. 이런 저런 설움에서 벗어날 수 있는 통일의 그날이 과연 언제나 올까?

다행히 최근엔 성장치료도 있고 치료 받으러 오는 아이들도 많아지고 있다. 그런데 고등학교 이삼 학년 이후에 오거나 시집 가기 전에 오면 정말 안타깝다. 성장판이 조금이라도 남은 상태라면 다소라도 기대해 볼만 하지만 이미 닫혔다면 성장치료에 반응을 잘 안 보인다.

요즘 여자아이들은 열 살에도 생리가 시작하는데 생리가 시작된

후 빠르면 일이 년만 지나도 거의 성장이 멈추기도 한다.

따라서 여아들은 젖가슴이 나오기 시작하거나 사춘기의 모습이 보이면 아홉 살이라도 서둘러 성장 치료를 시작할 필요가 있다.

한방 성장 치료는 나무에 퇴비를 주면 성장이 훨씬 빨라지는 것과 같은 원리이다. 키 작은 아이를 그냥 놔두는 것보다 한방 성장치료를 하면 지난 해보다 보통 약 20~30% 이상의 성장 증진효과를 얻을 수 있어 큰 도움이 된다.

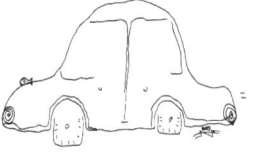

가장 뛰어난 명약

'최원장님, 또 왔습니다.'
김사장이 환한 얼굴로 문을 열고 들어선다.
김안수 사장댁 가족들을 보면 기분이 좋다.
나를 명의로 여기기 때문이다.
그 집 식구들은 약만 지어가면 복용하는 첫날부터 벌써 효과가 나기 시작해서 그 뒤로 주~욱 좋아져 언제나 생각보다 빨리 호전된다. 약을 지어 주는 사람도 신기할 정도이다.
어린이 감기로부터 시작하여 두드러기, 복통, 설사, 두통, 요통, 어린이 보약, 수험생 총명탕, 생리통, 산후조리약, 소파수술 후 조리약, 중풍 예방약 등등. 그 집안의 삼대에 이르는 온 식구들이 한두 달이 멀다 하고 우리 한의원을 찾는다. 그야말로 김사장 댁 가정의인 셈이다.
언젠가 김사장이 골프를 치다 허리를 삐어 왔는데 침 한 방에 깨끗이 나은 후부터 그 집안의 모든 질병을 일차적으로 책임지게 되었다.

김사장은 자기 친척들뿐만 아니라 회사 임직원들도 아프기만 하면 기를 쓰고 소개하여 보낸다. 그런데 한 가지 이상한 점이 있다. 김사장의 소개를 받고 온 사람들도 대부분 치료 효과가 좋다는 것이다. 그의 권유로 찾은 환자 분들은 고분고분 지시에 잘 따르고 군말도 별로 없으며 병도 의외로 빨리 잘 낫는다.

그들이 모두 특별히 쉬운 병에 걸린 것도 아니었으며 유독 그 사람들만 더 잘봐 준 것도 아니었다. 처음엔 나도 의아했다. 그래서 분석을 해보았다. 그랬더니 결론은 딱 한 가지.

김사장이 손님을 소개할 땐 절대 그냥 보내지 않는다는 것이었다. 김사장은 환자를 보낼 때 최원장에게 가면 '그 병은 꼭 나을 것'이란 암시를 확실하게 주어 보냈던 것이다.

'최원장은 유명한 한의학 박사이고 교수이며 책도 여러 권 냈고 한방소아과 분야의 전국적 권위자이며 한방 성의학의 대가이고 TV 신문 잡지 등 매스컴에서 활약이 대단한 분이고 저명한 사람이다. 네 병 정도는 식은 죽 먹기다……' 는 식이다.

물론 다소 과장되고 쑥스러운 부분이 있다.

하지만 이렇게 확신에 찬 소개를 받은 환자는 강한 암시에 걸리게 되고 치료만 받으면 꼭 나을 것이란 철썩 같은 믿음을 갖게 되었던 것이다. 어떻게 보면 김사장은 자신도 모르게 환자들에게 미리 세뇌교육을 시켜 보낸 셈이었다.

믿음은 마음을 안정시켜준다.

자율신경계통의 부조화를 고쳐주며 호르몬 분비를 정상화시켜 준다. 한방적으로 말하면 음양을 조화시키고 기혈 순환을 좋게 해 준다.

특히 믿음은 우리 몸 안의 질병에 대한 저항력을 강화시켜서 면역기능을 한껏 높여 준다. 그러니 무슨 병인들 쉽게 낫지 않겠는가.

임상에서 플라세보 효과(위약 효과 ; 효과가 없는 약도 효력 있는 약이라 믿고 먹으면 일정 정도의 치료적 효과가 나타나는 것)가 가장 극대화되는 경우가 바로 자신을 치료하는 의원에 대한 확실한 믿음이다. 그것은 곧 '가장 뛰어난 명약'이다.

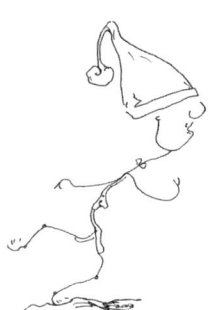

냄새

"뽀~옹."

어디선가 희미하게 소리가 들리고 잠시 후 진한 냄새가 침구실을 꽉 메운다. 나도 모르게 손놀림이 빨라지며 툭툭 침을 놓는다. 아니 침을 뿌린다고 해야 옳을 것이다.

숨을 멈춘 내 얼굴은 점점 고통스럽게 일그러진다. 침을 다 놓은 후 잽싸게 고개를 들어 커튼 밖으로 내어놓고 긴 숨을 들이킨다. 침 맞는 손님이 엎드린 상태에서 방귀를 한 방 시원스레 내뿜은 뒤의 전경이다. 하필 침 맞다가 방귀가 나올 게 무엇이랴. 피차 무안하기 그지없다. 방귀가 아니라도 심한 입 냄새가 폐부를 깊숙이 찌르기도 한다. 점심 때 먹고 온 비릿한 생선 냄새가 내 폐부를 깊숙이 파고드는 때도 있다.

또 남녀를 막론하고 멀쩡할 것 같은 발가락에서 농도 짙은 특유의 고린내가 날 때면 그곳을 부여잡고 침을 놓을 때 상당한 인내를 필요로 한다. 평소 비위가 약하기 때문에 강한 악취엔 토할 것 같아 지레 불안해진다. 간혹 목욕을 오래 안 하면 지독한 절은 체취가 난다.

그걸 어떻게 아느냐 하면 뜨거운 찜질을 한 후 알코올 솜으로 침 놓을 부위를 닦을 때에 때가 밀려나오니까. 손님이 좌우로 움직일 때마다 진동하는 이 독특한 냄새는 간혹 '악' 소리가 나올 정도이다.

물론 손님들 탓만 하고 있을 계제는 못된다.

나도 냄새 나는 생물이기는 마찬가지이니까.

내 몸에서 나는 겨드랑이 액취며 구취도 결코 만만치 않은 것 같다. 오죽 했으면 침 맞는 동안 참기가 힘들어 간호사에게 은밀히 '원장님 냄새(?)가 너무 심하다.'고 항의한 분이 있을까.

그 소릴 듣고 쥐구멍이라도 찾고 싶은 심정이었지만 그걸 계기로 환골 탈퇴하기로 결심했다. 요즘은 내 체취가 거의 사라졌다고 자부한다. 게으름을 타파하고 프로정신에 입각해서 매일 샤워와 옷 갈아입기를 기를 쓰고 한 탓이다.

현대인은 자기 냄새가 점점 없어져 가는 대신 갖가지 인공 냄새가 그 자리를 차지해 가는 것 같다. 여자 손님 서너 분만 복진하고 나면 내 손가락엔 알 듯 모를 듯 서너 가지의 향수 냄새가 진한 복합 향을 만들어 발산하는데 그러면 냅다 골치가 패여 세면대로 달려가게 된다.

샤워코롱이야 바디 샴푸야 향수야 몽땅 어우러지고 국적도 다양한 동·식물성 및 인공 향수가 만나면 그 냄새는? 정답은 '제발, 내 코 좀 살려주세요.'이다. 이젠 암내나 액취 같은 성적인 향내도 불쾌감으로 느껴지는 시대가 됐다.
 현대인의 주변에서 엄청나게 폭증하는 수많은 냄새들. 그 속에서 냄새 자체가 스트레스인 시대가 온 것이리라. 그러기에 진료실 안에서도 무향, 무취가 그립다.
 물론 냄새가 없는 세상은 단지 불가능한 소망일 따름이지만…….

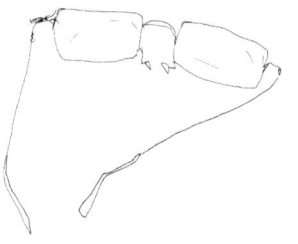

명의가 겸손해질 수밖에 없는 이유

"요옹~하시다고 해서 찾아왔습니다."
"유명하시데요."
"소문났데요~잉."
하면서 슬쩍 치켜올려 준 후 상담 내용을 꺼내는 분이 간혹 있다.

그저 듣는 사람 기분 좋으라고 하는 소리이다. 그런데 '용한 의사'란 어떤 의사를 말할까? '용하다'는 것은 재주가 남달리 뛰어난 것을 말한다. 따라서 '용한 의사'란 남들이 치료하기 어려운 병을 용케도 잘 낫게 하는 의사를 말한다.

여기서 잠깐, 여담 한마디.

좋아질 병은 비록 지금 겉으론 환자의 증세가 아무리 나빠 보일지라도 치료 시늉만 하면 그 시늉에 낫는 경우도 있다. 이 병원 저 병원 돌아다니다가 속으론 거의 다 나을 때쯤 와서 치료 시작하자마자 병세가 호전되는 경우도 있다.

개원 초기에 이런 환자가 몇 명만 와주면 끝내 주는 소문으로 인해 금세 자리를 잡을 수 있다. 다 죽어 가던 환자가 침 한 방, 주사 한 방에 그만 벌떡 일어서는 것이다.

그러면 명의, 용한 의사로 동네방네 소문이 나게 마련이고 의료인으로서의 출발이 순탄해지기도 한다. 태어날 때부터 '용한 의사'나 '명의'는 없다.

'명의'는 수많은 환자를 경험하며 성장한다.

'명의'가 되기까지는 수없이 어려운 병을 넘어서야 되고 병과의 싸움에서 처절하게 지는 좌절도 함께 맛본 끝에 '명의'가 완성된다. 그것은 유명 대학병원의 소위 '명의'들도 마찬가지이다.

'명의'란 이름에 딴지를 걸고 싶은 생각은 조금도 없다.

다만 그 어느 '명의'일지라도 수련의가 겪는 그런 숱한 시행착오 속에서 지금 당신이 찾는 그런 믿을 만한 훌륭한 의술에 이른 것이란 것을 말하고 싶을 뿐.

'명의'도 결국 환자의 값진 희생 속에서 피어난 훌륭한 꽃인 셈이다. 따라서 진정한 '명의'일수록 환자 앞에, 질병 앞에 더욱 겸손 겸허해질 수밖에 없다.

보살과 주지의 차이

"저, 교회 다니지 않는 사람도 치료해 주나요?"

하루는 어느 후덕하게 보이는 중년 여성이 불안해 보이는 모습으로 멈칫멈칫하면서 조심스럽게 진료실에 한 걸음씩 들어와 앉으면서 말했다.

"예? 무슨 말씀이시죠?"

부인은 왠지 몹시 초조해하고 있었다.

"실은요, 저는 절에 나가는 보살인데요. 저 같은 사람도 신경써서 치료해 주나요?"

대기실에서 복음성가 소리를 들으면서 기다리다가 그만 보살님이 한껏 불안감에 빠져버린 것이다. 어떤 의미에선 좀 미안하기도 했다. 막상 들어왔더니 찬송가라니…….

한의원 앞에 기독이란 간판을 붙였으면 들어오지도 않았을 텐데. 아마 승객의 기분은 고려하지 않은 채 염불이나 찬송가를 틀어 놓는 버스나 택시를 탔을 때의 언짢은 기분이었을지도 모른다.

그래서 충분히 안심시키고 자세히 설명한 후 며칠분 약을 지어 주었다. 그런데 결과는 우려한 대로였다.

복용한 지 하루만에 그 약의 효과나 부작용과는 무관한 두통, 가슴 뜀 등을 호소하며 전화로 거칠게 항의를 하는 것이었다.

개원 초기, 우리 한의원 대기실에서는 복음성가나 찬송가가 자주 은은하게 흘렀다. 하지만 사실은 신자가 아닌 분들에게는 좀 거슬릴 정도로 약간 볼륨이 컸을지도 모른다.

당시 우리 집 단골 손님 중에는 주지스님도 몇 분 계셨다. 오셨을 때 가만 보면 찬송가 아래서 자연스럽게 늠름히 앉아 있다. 그러면 매너 좋은 우리 직원들이 알아서 곡의 볼륨을 더 낮춘다.

찬송가 소리에 정신이 혼비백산하는 보살…….

아무래도 보살과 주지의 도의 경지는 상당한 차이가 있긴 있는 것 같다.

사생활 침해

　전화를 받으며 당황한 표정으로 챠트를 찾고 있던 간호사의 얼굴에 잠시 안도의 빛이 지나가더니 무엇을 설명하느라 애를 쓴다.
　저만치 문틈 밖에서 벌어지는 일이라 환자를 보면서 흘깃흘깃 신경은 쓰였지만 기다리는 분들이 계신지라 나중에 물어 보았다.
　"도대체 무슨 일이었어요?"
　"예. 편지 받으신 한 분이 기분이 나쁘다는 항의 전화였어요."
　"뭐가 잘못되었어요?"
　"그런 건 아니고요……."
　자초지종을 듣고 보니 60세가 넘은 할머니 환자가 계셨는데 우리 한의원에서 편지가 배달되자 갑자기 기분이 언짢아져서 항의 전화를 하신 것이었다.
　사연인즉 자신은 최현 한방의원이란 곳을 알지도 못하고 더욱이 한 번도 가보지도 않았는데 자신의 주소로 이전 개원 인사 엽서를 보낸 것은 기분 나쁜 사생활 침해라는 요지였다.
　물론 사생활 침해라는 말은 쓰지 않았지만 어떻게 알고 자기 주소로 함부로 편지를 보냈느냐고 호통을 치는 전화였다.
　실은 한때 정 들었던 봉선 고을에서 갑자기 떠나게 되어 이전을 앞둔 며칠 전에야 겨우 최근에 찾아 주셨던 손님(환자)분들께 이전 안내 편지를 띄웠었는데 그것이 말썽이 되었던 셈이다.
　대학에서 나와 처음 개원을 했을 때는 왜 자신에게는 알리지 않았느냐고 섭섭해 하시는 분이 많았었기에 이번엔 좀 신경을 썼던 것인데……. 따라서 이런 항의가 약간은 의외였다.
　진료부를 찾아보니 몇 개월 전 딱 한 번 침을 맞은 기록이 있었다. 주소, 전화번호, 의료보험기록 등을 확인시켜 드리고 단 한번이었지만 다녀가신 기록이 있음을 알렸다. 그리고 아무 사심 없이 예의상 또 인사차 이전 개원 안내문을 보내 드린 것뿐이니 부디 양해해 주시면 고맙겠다는 내용으로 다시 전화를 드렸다.
　확실히 요즘은 조금이라도 자기의 프라이버시를 침해당했다 싶으면 남녀노소를 불문하고 즉시 항의를 하고 또 권리를 주장한다. 사회가 발달하고 민도가 높아진 탓이리라. 하지만 조금은 움츠러드는 느낌을 숨길 수 없었다.
　우리 한의원에 매일 날아드는 수많은 원치 않는 우편물을 보면서도 아무런 느낌도 없었던 것이 오히려 바보처럼 느껴지는 순간이었다. 하지만 사생활을 누릴 권리도 좋고 항의도 좋지만 상대방의 형편도 조금 헤아리거나 자신도 한번쯤 돌아보는 것이 부족하지는 않은 것인지…….

어쨌든 전에 우리 한의원 아래층에 양방 의원이 있었는데 간혹 우리 한의원에 온다고 그 집에 들어가 대기실에 앉았다 오기도 하고 그 반대의 경우도 있었다.

또 이름이 비슷한 다른 한의원에 한참씩 다니다가 나중에야 찾아오는 경우도 있었고 백운동 사거리 근처라는 소개를 받고 부근의 다른 곳에서 한동안 치료하다 후에 깨닫고 오시는 분도 계셨다.

또는 연세가 많으셔서 지나가다 대충 들러서 치료를 받았지만 다신 못 찾아오시는 분도 있다.(물론 다른 친지들과 후에 같이 오게 되지만)

또한 몇 년을 치료 받아도 자신이 다니는 의료기관의 이름과 의사의 성조차 모르는 경우도 흔히 있다. 사실 치료자의 입장에서 보면 그다지 정이 쏙 드는 타입은 아니다.

삼십대 주부는 자유롭다

자유분방한 신세대 주부라면 단연 이십대 주부일 것이다.
 그러나 경제력이 없어서 산후조리약도 대개 친정어머니가 대신 지어 준다. 그러니 이십대 주부가 한의원엘 오는 경우는 자신이 아닌 아이를 진찰하러 오는 때가 대부분이다.
 반면 오십대 이상의 주부들은 대개는 아직도 구시대의 사고에서 완전히 벗어나지 못한 상태이다.
 남편을 하늘 같이는 못 모셔도 결코 대등하게 남녀평등을 논하지는 않는다. 비록 아픈 때는 망설임 끝에 남편의 재가를 얻어 어렵사리 치료를 받으러 오기는 하지만 선뜻 자신을 위해 보약을 지어 먹으러 오지는 않는다.
 보약은 서방님 몫일뿐이다.
 밥상의 찌꺼기나 청소하고 그 덕분에 비만해져 남편의 타박을 받을지언정 감히 보약 먹을 엄두를 못낸다. 얼마나 빠듯한 살림인데.

이같은 생각만이 머릿속에 꽉 차 있다. 그래서 피곤해서 왔다는 오십대 중반 이후의 중년 부인은 드물다.

반면에 삼십대에서 사십대 초반의 여성들은 다르다. 자신을 돌볼 줄 안다. 머리도 트여 있고 경제적으로도 여유가 있다. 자신의 몸이 평소와 조금이라도 다르면 곧바로 찾아온다.

"그냥 피곤해서 왔어요."
"힘이 없고 매사에 노곤해져서 진찰 좀 받고 싶어요."
"기미가 생기는 것 같아서 와 봤어요."
"몸이 예전 같지 않아서 보약 좀 지어 먹으려고요."

단순히 피곤하고 기운이 없어 한의원을 찾는 여성은 삼사십대 주부에 집중돼 있다. 요즘은 집집마다 자가용을 굴린다. 그런데 매일같이 닦고 세차하며 조금만 흠집이 나도 속이 상하고 그냥 두어도 될 성싶은 흠집도 굳이 정비소까지 찾아가 비싼 비용을 아깝지 않게 지불하며 차를 원상복구 시킨다.

몇 년 안가는 소모품인 자가용도 그럴진데 하물며 팔십 여년간 영혼이 깃들고 마음을 담고 있을 우리 몸은 더할 나위 없을 것이다. 허나 실은 그렇지 못한 게 우리 현실이다.

많은 사람들은 자신의 일부가 결정적으로 망가져 일상생활이 힘들어질 때에야 비로소 병원을 찾게 되는 때가 많다. 하지만 그때는 이미 원상복구가 어려운 경우가 많다. 그렇게 보면 삼사십대 여성들은 현명하다. 자기를 돌볼 줄 알고 가꿀 줄도 안다.

한참 오래 전 글이지만 어느 미국인이 모 잡지에 쓴 글 중에 '한국의 주부들은 이해가 잘 안 간다. 결혼하자마자 몸이 절구통같이 뚱뚱해져서 미혼 여성과의 차이가 금방 난다.'고 쓴 글이 생각난다. 즉 결혼과 함께 자신을 포기한다는 말이다.

자신의 건강과 여성으로서의 성적 아름다움을 가꾸지 않고 단순히 영구 무급 파출부로의 전락을 스스로 자초한다는 말이다.

그러나 그 말은 이제 옛말이 되었다. 지금의 삼사십대 여성은 그렇지 않다. 그래서 젊고 똑똑하다. 젊음이 오래 머물 수 있는 몸을 스스로 만들어 가는 현명함이 있다.

그들을 요즘엔 미시(missy;미혼 여성 같아 보이는 젊은 기혼 여성)라고 부르던가. 그러나 잘 살펴보면 그것이 반드시 꼭 여성들만의 노력에 의한 것만은 아니다. 나이 드신 주부들 중에는 아직도 상당수가 남편으로부터 생활비를 타 가정살림을 꾸려 가는 경우를 보게 된다.

반면에 삼십대 주부들은 대부분 월급날 월급 봉투를 상납 받아 거꾸로 남편에게 용돈을 준다. 아니면 맞벌이부부다. 다시 말해 삼십대 여성의 스스로에의 돌아봄은 사십대 중반 이후의 여성들에 비해 경제적으로 우위에 있다는 데서 그 현상을 이해할 수 있다. 어쨌든 삼사십대 여성은 훨씬 자유롭다. 한의원에 오고 또 한약을 짓는데 있어서도.

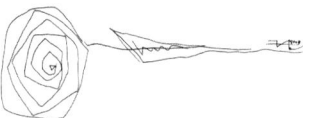

아가씨가 임신할 땐

20세의 늘씬한 아가씨가 언니와 함께 들어 왔다.
"배가 너무 아프고, 허리도 아파요. 그리고 소변이 너무 잦고요."
아가씨의 말이다.
"실은 그것보다도 얘가 생리 불순이 있어 왔어요."
언니가 덧붙인다. 4개월 전엔 소량의 하혈이 있었고 3개월 전부터 생리가 없단다. 이런 경우 대개 심한 다이어트를 했거나 위장이 약해 음식물의 소화 흡수가 잘 안되어 영양상태가 불량해진다. 그리고 빈혈이 생기며 몸이 자동으로 호르몬 분비를 감소시켜 생리가 줄거나 없어지게 만든다.

생리로 나갈 피라도 아껴야겠다는 우리 몸의 자구책이다. 그래서 건강이 나빠지면 생리양이 줄거나 한두 달 이상씩 건너뛰게 된다. 이럴 때 한방치료는 가장 효과적으로 몸의 건강을 회복시키고 동시에 생리를 정상화시킬 수 있다.

진찰을 시작했다. 진찰 베드에 눕히고 복진을 시작하는 순간 봉긋이 솟아오른 아랫배가 눈에 띄고 얼른 두 가지가 의심되었다.

상당히 진전된 종양이거나 임신. 그러나 상대는 아가씨이니 종양일 가능성이 크다. 아가씨 나이에 벌써 종양이라니…….

안타까운 마음이 앞선다. 헌데 어인 일인가. 손을 대보니 생명체가 꿈틀대고 있지 않은가. 대략 5개월 이상은 되어 보였다.

아가씨를 잠깐 나가 있으라고 한 후 언니에게 아마 임신인 것 같으니 확실히 하기 위해 초음파 진찰을 한번 하는 것이 좋겠다고 말했다. 언니는 펄쩍 뛰었다. 동생 말에 의하면 4개월 전까지 소량이지만 생리가 있었다고 했고 하루 종일 가게에서 자기가 데리고 있기 때문에 남자친구 사귈 틈도 없거니와 친구를 사귈 만한 애도 못 된다는 거였다.

아무튼 바로 초음파 진찰을 해보니 이미 임신 5개월 초쯤 되었다. 처녀더러 생명을 낳으랄 것인가, 아니면 떼랄 것인가. 그것은 이미 내가 왈가왈부할 선을 넘은 것이었다. 그래서 언니와 상의하고 산부인과에 데려가서 상담해본 후 가족들이 모여 의논해 보라고 권했다. 3주 후 다시 언니가 혼자 나왔다.

아가씨는 사귀는 남자가 있었다고 고백했단다.

곧바로 임신 중절수술을 했는데 허리와 다리가 아프고 쑤셔서 소파 후 먹는 조리약을 지어달라고 했다.

임신에 대해서는 전혀 무지하고 무방비 상태였던 이 아가씨에게 성교육을 시키지 않은 책임은 누구에게 있을까.

아니, 우유가 해롭다고요

"아니, 우유를 먹이지 말라고요?"

가끔씩 두 눈을 동그랗게 뜨고 엄마들이 반문한다. 그도 그럴 것이 성장기 어린이에게 우유 공급은 너무도 당연한 것으로 주변에서 세뇌를 시켰기 때문이다. 우유를 먹여야 빨리 성장하고 머리도 좋아질 것으로 생각한다.

우유가 성장 발육에 도움을 주는 것은 맞다. 하지만 유당 분해가 잘 안 되어 소화불량증이 있고 설사가 잦은 어린이는 우유를 먹으면 오히려 더 마르고 키가 더 안 큰다.

우유가 다른 식품에 비해 두뇌발육을 특별히 촉진시키지는 않는다. 열심히 우유를 먹고 자란 송아지가 커서 우둔한 소가 되는 것만 보아도 알 수 있다.

모유도 아닌 우유가 어린이 모두에게 절대적으로 꼭 필요하다는 맹신은 잘못된 상식이다. 동시에 어떠한 식품도 모두에게 좋은 식품은 없다.

"…… 앞으로 우유는 삼가고 대신 요구르트나 두유를 먹어요."

"그럼 우유를 먹지 말라고요?"

"예."

"그럼 학교에선 어떡해요?"

"왜요?"

"학교에선 우유만 나오거든요."

순철이는 평소 무른 변을 자주 보며 설사도 잦은 편이다.

밥을 몇 술만 뜨면 트림이 끄~억 나온다. 오목 가슴 아래가 늘 답답하고 소화불량증에 시달린다. 따라서 여러 식품과 더불어 우유를 가리면서 치료를 해야 빠른 효과가 나타날 수 있다.

순철이는 건강을 위해선 요구르트나 두유를 먹어야 한다. 하지만 학교에서 우유만 급식으로 나온다고 했다.

같은 식품이라도 체질에 따라 소화 흡수율은 현저히 다르다.

예를 들면 보리밥은 속 열이 많은 소양인에겐 열을 내리고 소화를 도와주는 약과 같은 음식이지만 속이 냉하고 더부룩하며 변이 무른 소음인에겐 소화시간을 지연시키고 가스를 발생하며 설사를 일으키기도 한다.

우유는 칼슘과 양질의 단백질을 고루 갖춘 성장발육에 최상의 식품 중 하나이지만 최소한 어린이의 약 30%를 점하는 소음인 체질 어린이에겐 오히려 부담스러울 뿐이다.

즉, 소화불량증이 있고 가끔씩 배가 아프다거나 마르거나 예민하거나 설사가 잦고 대변이 무른 어린이는 우유가 적당하지 않다.

또한 알레르기 질환인 아토피성 피부염(태열기)나 알레르기성 비염 등이 있어도 우유는 삼가야 한다.

고등학교 수험생들의 급식도 문제이다. 기숙사에 들어가면 거의 모든 간식이 밀가루와 우유가 중심이 된 고단백, 고칼로리이다.

저녁에 나오는 간식도 마찬가지이다.

소음인 학생들에겐 식곤증과 집중력 저하, 그리고 소화불량만을 일으키는 음식들이다. 소화가 잘되는 다른 체질 학생들에게도 야채나 과일이 많이 공급되어야 지구력과 집중력에서 도움을 받을 수 있다. 그런데도 고등학교에선 야간 간식으로 개개인 학생의 체질이나 공부에 효율적인 식품을 무시한 채 단순히 고영양, 고칼로리 식품만을 공급한다.

어쨌든 모든 학교의 급식이 획일적이어서 걱정이다.

현대 의학과 영양학이 음식의 성질과 사람의 체질이 각기 다르다는 것을 깨닫기까지는 앞으로 좀더 시간이 걸릴 것이다. 그 사이 음식의 칼로리와 영양가만 따지는 학교 급식으로 적지 않은 아이들의 건강이 더 나빠질 것 같아 걱정이다.

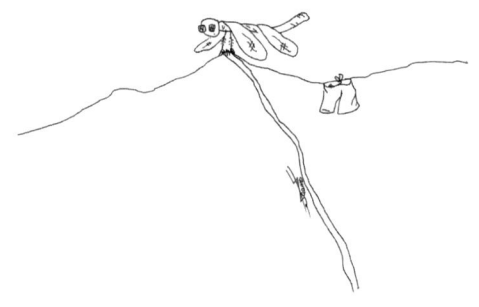

약 한 첩, 침 한 방

"한 첩이면 다 낫는다기에 몸살 약 한 첩만 지러 왔시요."
"여기서 침 한 방만 맞으면 허리가 다 낫는다면서요."
약 한 첩, 침 한 방.
그것만으로도 병이 낫는 사람이 있으니 자부심을 느낀다.
또 거기 가면 침 한 방에 병이 신묘하게 낫는다고 선전까지 해주는 분이 있으니 기분이 나쁠 리 없다.
개원 초기엔 환자가 그런 말을 해 주면 괜히 종일 우쭐해지고 기분도 좋았다. 하지만 모든 병이 다 그렇게 나을 수는 없는 법. 같은 병명, 예를 들면 요통이라는 동일한 병명일지라도 각기 그 원인이나 질병의 정도 및 환자의 체질에 따라 치료 기간과 예후가 다를 것임은 당연하다.
그래서 그런 소개를 받고 온 분을 대할 때마다 우선 부담을 느낀다. 왜 당신 병은 침 한 방, 약 한 첩에 나을 수 없는가 하는 사실부터 장황하게 설명해야 하기 때문이다.

또한 그렇게 믿고 온 사람은 두 번째 침, 이틀째 복약에서부터 오히려 역효과가 날 수도 있다. 시간이 가야 나을 증상임에도 처음부터 조급해져서 '왜 빨리 낫지 않는가.' 하는 마음에 역정부터 나게 될 수도 있다.

치료자는 치료자대로 질병을 이해 못하는 그가 답답할 수밖에 없다. 드물게는 '댁의 병은 이러이러하고 여차저차하니 시간이 좀 걸리겠습니다.' 하면 의아한 표정으로 '그래요?' 하면서 실망하는 표정을 짓는 사람도 있다.

어느 질환이든 자기 병에 대해 정확히 잘 이해하고 치료를 받아야 조급한 마음도 생기지 않고 스스로도 양생을 잘해 나갈 수 있다. 무조건 '어디 가면 단방에 낫는다더라.' 하는 소문만 듣고 쫓아다니면 처음부터 치료에 차질이 빚어질 수 있다.

올바른 질병 치료의 첫걸음은 신뢰할 만한 의료기관에 찾아서 자신의 질병에 대한 충분한 설명을 들은 다음 전적으로 믿고 맡기는 것이다.

언제부터 아프셨어요?

"언제부터 아프셨어요?"

진찰하면서 이 말을 묻지 않는 의사는 없다.

질병의 나이는 치료에 기본적인 단서가 되며 또한 질병의 질적인 정도를 가늠하는데 중요하기 때문이다. 하지만 자신이 언제부터 아팠는지 제대로 기억 못하는 손님이 의외로 많다는 것은 뜻밖이다. 어디 바쁜 세상에 기억할 일이 한두 가지랴?

그래도 자신의 몸을 아낀다면, 또한 바쁜 틈을 내어 병을 치료하러 의원엘 가기로 큰맘 먹었다면 처음 아팠던 때라도 되새겨 보면 좋겠다. '아프기 시작한 지 얼마나 되나?' 하는 이 단순한 질문에 답을 얻기 위해선 인내심을 갖고 서너 차례 이상 질문을 해야 하는 경우가 적지 않다.

"아픈 지 얼마나 되셨지요?"

"한참 됐지요."

"한참이 언제지요?"
"그러니까 쫌 돼요."
"그럼 한 달 정도 됐나요?"
"아뇨. 그것보다 꽤 돼요."
"그럼 더 오래 됐나요?"
"그럼요. 훨씬 오래 되지요."
"정확히 얼마쯤요?"
"그런게로 대충 서너 달 돼나?"
이때쯤 옆에 있던 아줌마가 거든다.
"이이는…… 서너 달만 돼? 작년 가을부터 그러기 시작했잖아."
"이 사람이, 뭐가 그래……."
"아 저기, 순이가 우리 집에 내려 왔을 때 그때부터 아프기 시작 했잖아유."
"근가?……."

 '한참 돼요'는 한 두 주부터 무려 일이 년 이상 십여 년까지 거슬러 올라가기도 한다. '최근에요'도 자세히 캐물어보면 바로 어제 나타난 증상을 최근이라 하는 경우도 있고 두세 달부터 대여섯 달 지난 것도 최근이라 표현하기도 한다. 한 단어가 무려 며칠에서 십여 년을 물고 있다.

 그러니 자신의 증상을 미리 머릿속에서 정리해 두고 있다가 일목 요연하게 체계적으로 간단하게 설명하는 것만으로도 원장에게 큰 서비스를 하는 거다.

여기가 천당이요?

"이 한의원은 천당 같소."
우와!
이같은 과분한 찬사가 또 어디 있을까?
그런데 정말로 이렇게 감탄하시는 분이 여러 분 계셨다.
이 칭찬을 바꿔 보면 '천당 같은 분위기의 한의원'이라는 말이다.
잠깐 다시 생각해 본다.
천당 속에 있는 사람들은 전부 천사 아닌가? 그럼 나는 천사장이고? 그럴 때마다 좀더 잘 해야겠다는 반성이 앞선다.
처음 개원한 곳은 벽면이 아주 넓었고 그 벽면을 이용하여 처음 개원 때 여러 교회의 목사님들이 가져다 주신 성화를 빠짐없이 걸었다. 그리고 수시로 찬송가가 울려 퍼지게 했으니 나이 드신 신앙심 깊은 할머니 성도님들께서 감동하실 법도 했다. 그것이 바로 마음에서부터 우러나는 격려를 아끼지 않으신 이유일 것이다.

그러면 천당이라고 생각하면서 치료 받으시는 분들의 치료 효과는 어떨까? 당연히 더 잘 낫고 또 빨리 나으시는 것을 확인할 수 있었다. 그 분들의 치료 받는 모습은 그저 예수님께 치료 받는 것마냥 감사하고 포근하고 편안한 표정이 역력하다.

침 한 방 한 방마다 '아멘' '아멘'이다. 그러면서 절로 낫는 듯 좋아지는 경우가 많았다.

'엄마 여기가 교회야.' 천당에 온 꼬마가 엄마에게 묻는다.

찬송가가 울려 퍼지고 예수님 사진과 양치는 목자 그림, 주기도문 등이 붙어 있는 공간 속에서 네 살난 수영이가 떠올릴 수 있는 곳은 바로 교회 뿐이었을 것이다. 어쨌든 전혀 의도하지도 않았고 예기치 않은 그런 반응들을 겪을 때마다 놀랍고 감사했다. 간혹 자신이 다니는 유치원과 혼동하는 어린이도 있었다. 벽면에 분위기를 부드럽게 하려고 여직원들이 꾸며 놓은 모습이 마치 유치원과도 흡사하였던 모양이다.

"엄마 여기는 무슨 유치원이야?"

"한의원이란다."

"엄마 한의원이 유치원 이름이야?"

"아니, 너를 주사 놓지 않고 치료해 주는 곳이란다."

벽면을 아기자기하게 꾸민 후에 가끔씩 벌어진 엄마와 아가 손님들의 대화이다. 아무튼 치료공간의 분위기를 어떻게 꾸미느냐는 것은 치료를 받으러 온 입장에서 볼 때 매우 중요하다는 것을 새삼 느낄 수 있었다.

예스맨과 노맨

"어떻게 오셨어요?"
"택시로요."
"피곤하거나 아픈 곳 없으세요?"
"아니요."
"요즘 신경 많이 쓰세요?"
"아니요. 나는요. 정말 편한 사람이예요. 신경 쓸 일도 없고 쓰지도 않아요."
"최근 무리한 적 있으세요?"
"그런 적 없는데요."
"그럼 왜 오셨어요?"
"이 사람이 가보자고 해서요."

김빠지게 만드는 이런 말을 하는 사람은 매사에 부정적인 사고의 소유자이다. 노(NO)맨인 셈이다. 이쯤 되면 곁에 동행한 분이

'당신 피곤해하잖아.' '왜 요즘 신경 쓸 일 많잖아.' 또는 '요새 속상했으면서…… 사실대로 말씀 드려.' 하고 거들게 마련이다.

반대로 예스(YES) 맨이 있다.

의사 기분 상할까 봐 '아니요.' 라는 대답을 절대 하지 않는 사람이다.

"좀 좋아지셨어요?"

"네, 전보다는 훨씬 좋아졌어요."

"다른 증상이나 기분은 좀 어때요?"

"전보다는 모두 좋아졌어요. 이제 치료 시작인데요. 뭘. 그렇게 빨리 좋아지겠어요? 곧 좋아지겠죠."

증상이 별로 호전되지 않았어도 '더 나빠졌다.' 거나 '아니요.' 란 말을 최대한 하지 않는다. 속으론 만족스럽지 않은 부분이 많아도 그냥 '조금은 나아진 것도 같구요.' 라고 넘어간다.

의원 입장에선 노맨보다 예스맨이 더 편하지만 올바른 치료를 위해 정확한 자료를 얻을 수 없기는 마찬가지이다. 진솔하고도 정확한 증상 표현이야말로 정확하고 빠른 치료의 지름길이다.

원탁에서 우는 여인들

C부인은 연신 주먹으로 눈물을 훔치며 코까지 훌쩍여 댄다.
간호사가 저쪽에서 보고 달려와 휴지를 뽑아다 C부인의 손에 쥐어 준다. 상담이 진행되면서 젖은 휴지가 원탁 위에 쌓여 간다.
사실 이런 광경은 우리 집에선 비교적 흔한 모습이다.
처음 개원을 할 때부터 최근까지 십여 년간 손님들과 격의 없는 대화를 위해 네모진 진료테이블이 아닌 둥근 원탁에서 맥도 짚고 상담도 했다. 그런 이유 때문인지 남이 들으면 '한의원에서 그런 이야기까지 다 털어 놓을까?' 할 정도로 심각한 고민까지 이야기되는 경우가 허다하다.
세상이 많이 달라졌다지만 아직도 우리 사회는 남성보다는 여성들이 헤쳐 가기에 힘든 것 같다. 고부간의 갈등, 남편의 바람기 등이 원탁에서 여성을 울리는 대표적인 스토리이다.
여성이 자주 울면 병도 잘 낫는다.

원탁에서 우는 손님의 대다수는 바로 화병이다.

화병은 울고 나면 가벼워진다.

모든 고민이 눈물에 녹아 카타르시스된다.

여성 손님이 진지한 상담(실은 진솔한 경청이라고 해야 할 것 같지만) 끝에 터뜨리는 눈물은 화병으로 응어리진 멍울을 풀어주는 탁효가 있다.

어디 가서 차마 부끄러워 창피해서 못하던 이야기를 성심껏 들어주는 상대 앞에서 뿌리까지 모두 털어놓고 남은 찌꺼기마저 눈물로 확 씻어 버리면 몸과 맘이 문득 가벼워지는 것이다. 이 때의 눈물은 마치 모든 것을 일거에 씻어내는 홍수와도 같다. 그래서 원탁에서 여성 손님이 눈물을 흘리기 시작하는 순간부터 치료자는 긴장이 서서히 풀린다.

이 손님의 치료는 이제 순풍에 돛을 단 격이 될 것이기 때문이다. 그때부터 이 손님은 벌써 약효를 본다. 아직 투약도 하지 않았는데 말이다.

"원장님, 답답하던 가슴이 벌써 다 후련하네요."

C부인이 진찰실을 나가면서 멋쩍게 싱긋 웃으며 말한다.

의사소통이 잘 안 되어

진료를 하다보면 의사소통의 문제는 의학 용어를 말하는 데만 국한되지 않는다. 평범한 말이 오고 가도 다소 긴장된 상태라서 그런지 서로 엉뚱하게 받아들일 때가 있다.

"에—쿠머니나!"

커튼을 걷으며 침구 치료 침대로 다가가던 간호사가 소스라치게 놀라 뛰쳐나온다. 덩달아 놀라 뛰어 들어가 보았다.

커튼을 젖혀보니 과연 놀라운 장면.

20대 초반의 청년이 침대 위에서 바지와 팬티를 모두 내린 채 서 있질 않은가. 그런데 그는 오히려 의아한 표정을 짓고 나를 쳐다보는 것이다.

영문을 몰라 하는 그에게 다시 옷을 입게 한 후, 엎드리게 한 다음 허리만 풀어내리라고 했다.

요통 환자였기 때문이다.

나중에 자초지종을 알아보니 우리 간호사가 말을 부정확하게 한 것이 원인이었다.

간호사는 "바지 내리고 기다리세요."라고 말했었다.

보통 그렇게 말하면 다른 손님들은 허리춤까지만 내리고 대기하는데 이 젊은 청년만은 말 그대로 침대 위에 선 채로 따라하는 성실성(?)을 보인 것이다.

병원에 오면 시키는 대로 따라야 하고 부끄러운 곳도 다 보이며 상담을 해야 하는 법이니 그 청년이 실수한 것은 없다. 다만 상세히 설명하지 못한 사람의 실수일 뿐.

이 집 파리 날리나?

"엇?"

막 들어오던 신사 한 분이 문을 열다 말고 고개를 뒤로 젖힌 채 두리번거린다.

"왜 그러세요?"

접수구에 앉아 있던 간호사가 놀라 묻는다.

"벌써 끝났소?"

"지금 대낮인데 끝나긴요. 왜 그러시죠?"

"이 집이 환자가 바글바글해서 앉을 자리도 없다던데 이상한데…… 여기가 맞긴 한가? 여기 최씨 성 가진 한의원 맞아요? 그런데 오늘은 왜 파리 새끼 하나 없소?"

이쯤 되면 욕을 한 바가지 얻어먹는 기분이다. 간혹 다시 밖에 나가 간판을 확인해 보기도 하고 누군가에게 핸드폰으로 확인을 받기도 한다.

환자 한 분 없이 다른 환자 분을 받는다는 것이 쑥스러움을 떠나 마치 큰 잘못인 것처럼 느껴지는 순간이다. 환자 한 분도 없는 상태에서 그런 확인 작업을 지켜보노라면 검문소에서 검문 받으며 죄 없어도 두근거리는 심정이 된다.

병원이 환자가 많을 때도 있고 없을 때도 있지 하루 종일 5일장 속 같을 필요야 없지 않은가.

그러나 다시 생각해보니 그 분이 듣기에는 소문난 의원이라 하였는데 환자가 하나도 없으니 사기 당한 느낌도 들 수 있겠다 싶었다. 마치 음식점에 가서 손님이 북적이면 30분씩도 줄 섰다가 겨우 한 술 맛있게 얻어먹고 기분 좋게 나서는 반면, 손님이 없는 집은 밥맛이 뚝 떨어져 들어가기도 싫은 심정 같지 않을까.

그러나 때론 밀려서 한두 시간씩도 기다릴 수 있는데 모처럼 한가해서 곧바로 치료를 받을 수 있다면 지금이 바로 행운이란 생각은 왜 못하는 것일까.

일부 사람들은 매사에 부정적 성향이 더 강한 것 같다. 긍정적 사고가 치료에도 더 큰 도움이 되는데도 말이다.

대학병원에 있을 때 중풍환자의 침 처리를 한때 도맡다시피 했고 디스크 환자를 집중적으로 침치료하다가 디스크에 걸린 적도 있는 나로서는 개원 후 침구환자가 비교적 적은 것이 좀 뜻밖이지만 아무튼 외래 환자가 그 덕택에 하루 종일 줄서게 넘치지는 못하는 편이다. 늘 한가할 때만 골라 오시는 분도 있지만 어떤 분은 공교롭게도 늘 밀릴 때 와서 한가한 시간이 언제냐고 하소연한다.

하지만 오해일까.

기다림을 즐기는 것 같은 손님들도 의외로 많은 것 같으니 말이다. 앉아서 책도 읽고 음악도 즐기고 가져 온 음료수도 마시고 옆 손님들과 동병상련의 아픔도 나누고 떠들썩하게 유유자적한 모습들도 흔히 눈에 띈다.

한방 의원이라서일까.

어떤 손님들은 오자마자 치료 받는 것보다도 한참 느긋이 쉬었다 진찰 받는 쪽을 더 바라는 것 같다.

그러나 요즘엔 바쁜 세상이어선지 단 십분만 기다려도 그만 조급해서 어쩔 줄을 몰라 하시는 분들도 점차 느는 것 같다. 다만 그런 분들도 진찰실에 들어오기만 하면 일어설 줄을 잘 모르는 것을 보면 별로 바쁘지도 않은데 단지 기다림을 못 참는 것 같다고 느껴지기도 한다.

그래서 나는 항상 밀리지도 않고 한가하지도 않는 우리 집이 되길 빌지만 그게 어디 뜻대로 될 법한 일인가…….

좌우간 우리 집 손님들께서는 비록 잠깐 한가하더라도 손님 없는 음식점처럼 못 미더워하지는 말아 주세요, 제발.

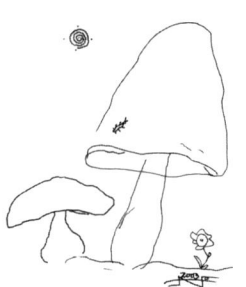

이런 병도 낫던가요?

 세상에 믿을 놈 하나도 없다고 했던가. 한때 그에 해당하는 일본어 한마디가 시류처럼 유행한 적이 있었다.
 '민나 도로보데스. (전부 다 도둑놈)'
 그런 세상이니 의원에게 어찌 쉽게 귀한 몸을 맡기고 피땀 흘려 모은 돈을 낭비할 수 있을 것인가. 그래서 소심한 양반들은 의원을 앞에 놓고 슬쩍 떠본다.
 "이런 병도 낫던가요?"
 "나 같은 환자도 있던가요?"
 "나 같은 병도 치료해 보셨수?"
 이런 식으로 의사의 견문을 탐문하는 사람은 대개 소심형이다. 대개 어느 병이든 자기 병이 가장 중한 법. 소심한 환자들은 이런 식으로라도 한번 물어 봐야 직성이 풀린다. 돌다리도 두드려 본다는 식이다.

그러나 설혹 그런 병을 오늘 처음 봤다 한들 '예, 저는 이런 병이 금시초문이올시다.' 라고 자백할 어리석은 의원이 어디 있을까.

어쨌든 이런 소심한 환자에게 우물쭈물 천천히 말했다가는 자신이 없는 줄 오해하고는 진찰만 받고 휙 도망쳐 버리기 십상이다.

이같은 소심형 환자도 의사의 장담이 떨어지기를 늘 학수 고대하는 타입이다. 이런 질문을 하는 환자는 실력보다도 큰 소리 치고 장담하는 의사를 만나야 치료 효과가 최고로 난다.

환자와 의사 사이에도 잘 맞는 찰떡 궁합이 따로 있다.

그게 바로 치료 궁합인가 보다.

이런 데서 침을 맞아도 되나?

"이런 데서 침을 맞아도 되나?"
방금 들어온 오십대 초반의 부인이 혼자 중얼거린다.
참 괴이한 말이다.
한의원에서 침을 맞지 그럼 어디서 맞나?
인체 해부부터 시작하여 침과 뜸을 6년간이나 전문적으로 배우고 나온 사람들이 바로 한의사 아닌가. 그래서 국가가 면허를 준 것이다. 오직 한의사만 독점적으로 침구술에 대한 면허가 있다.
80년대 중반까지만 해도 내가 근무하던 원광대학 부속 광주한방병원 앞에 서 있던 버스 이정표엔 '원대 한약방'이라고 쓰여 있었다.
그런데 요즘도 종종 대기실에서 원장실 안에까지 훤히 들리게 큰 소리로 전화를 한다.
"나, 지금 최현 한약방이야……."

일제 시대에 한의학 말살을 위해 한의를 없애고 침구를 둘로 나눠 침사와 구사를 만들었는데 그 당시 국가 자격을 얻은 사람은 이제 몇 명 남아 있지 않다. 요즘 침을 놓는 대다수의 침술소는 몇 주 또는 몇 달간의 단기간 동안 자기들끼리 가르치고 스스로 자격증을 주고받아 무자격으로 영업을 하는 곳이다.

한약도 마찬가지이다.

한의사들은 한의대 6년 과정을 마치고 국가고시를 치러 면허를 받은 후 한약 처방진료를 하고 있다. 하지만 전체 한약 처방의 절대다수가 한의원 이외의 비전문 업소에서 이루어지고 있다.

어쨌든 간호사가 열심히 설명하니 나온 말.

"그럼 한 번 맞아볼까?"

한방 상식에 대해 한 사람이라도 더 알게 됐다는 것은 좋은 일이다.

장가 좀 가게 해 주이소

"원장님, 원장님께서 쓰신 '한방 성의학'이란 책 잘 읽었습니다. 그런데 원장님 말대로 똑같은 증상이 있어서 전화했습니다."
"어느 곳 말입니까?"
"자위행위 후유증에 대한 부분인데요. 아, 지가요, 지금 나이가 35살인데 중학교 1학년 때 친구가 가르쳐 준 대로 자위행위를 시작한 거 아닙니꺼. 그란데 하다보니 하루에 5~6번까지 하게 됐구요. 그걸 해야 공부도 시작할 수 있고 잠도 잘 수 있었습니다. 그러다 보니 몸이 좀 쇠약해지는 감이 있어서 고민도 했는데요. 책이나 라디오 같은 데서 전문가들이 하는 말이 자위행위를 하는 것이 정신건강에도 좋고 아무런 해도 없으니까 참지 말라고 하는 소리를 듣고 나서부터 하고 싶은 걸 안 하면 더 나빠지지 않을까 해서 자꾸 더 한 거 아닙니꺼. 그라다보니 25세 경부터 여자를 만나도 했다 하면 조루고요, 흐믈흐믈해서 제대로 일어나지도 않습더. 나이가 드니 울 어머니는 장가가라 해 싸코. 정말 미치것 습더. 원장님, 어떻게 낫겠습니꺼?"

이런 전화 상담, 그리고 치료가 너무도 많다.

자위행위에 의한 사정을 제대로 이해 못하는 많은 여성 성 상담가들, 그리고 별로 자위를 해봤을 것 같지 않은 대다수 소위 성 전문가들의 자위 장려에 대한 라디오 상담과 지상의 글들을 수없이 본다.

이들의 상담이나 글들은 수많은 청소년들을 독서나 운동, 또는 건전한 레크레이션이나 학업으로부터 벗어나 비정상적인 그릇된 성의 나락으로 안심하고 빠져들게 만든다.

이같은 지나친 자위행위의 결과가 적지 않은 젊은이들의 심신을 얼마나 황폐화시키는지 또 그 후유증은 얼마나 큰지 그들은 잘 모른다. 자위도 사정이 따르는 성행위의 한 형태이다.

사정의 본질은 그에 다른 부수적인 쾌감 이전에 자연계에 수억의 자기복제물(정자)을 종의 보존법칙에 따라 자연계에 헌신하는 희생 행위이며 그 결과 심한 피로와 일시적인 쇠약이 나타난다. 음주와 흡연이 아직 성장기인 청소년에게 성인보다 더 치명적이듯이 빈번한 사정(자위)도 청소년에게 있어 훨씬 더 해로울 것은 당연하다. 예로부터 '조혼하면 조로한다'는 말도 있지 않은가.

청소년에게 자위가 죄책감을 느낄 일이 아니란 것을 가르치는 것엔 동의한다. 그러나 제발 자위를 더 이상 조장하지는 말자.

전화 목소리

전화 상담을 하다보면 목소리 저편 손님의 교양이나 성격 등이 적나라하게 느껴진다. 전화선을 타고 전해져 오는 분위기는 그야말로 백인백색, 천차만별.

딱딱한 전라도 사투리.
투박한 경상도 사투리.
고무줄처럼 늘어나는 충청도 사투리.
옥수수 맛 나는 강원도 사투리.
야무지게 옹골진 제주도 사투리.
도자기같이 세련된 서울 말씨.

지적인 목소리.
감각적인 목소리.

감칠맛 나는 목소리.
색깔 있는 목소리.
분위기 타는 목소리.

큰 목소리.
작은 목소리.
넓은 목소리.
좁은 목소리.
울리는 목소리.
갈라지는 목소리.
터지는 목소리.
쉰 목소리.
구르는 목소리.

어깨까지 묻히는 소파같이 편안한 목소리.
무엇에 쫓기는 듯한 불안한 목소리.
신경질적이고 히스테리컬한 목소리.
깊은 호수같이 잔잔한 목소리.
스펀지처럼 빨아들이는 목소리.

만화같이 코믹한 목소리.
슬픔같이 애잔한 목소리.
봄같이 따뜻한 목소리.

여름같이 후끈한 목소리.
가을같이 쓸쓸한 목소리.
겨울같이 싸늘한 목소리.

바이올린같이 예리한 목소리.
첼로같이 나직한 목소리.
꽹과리같이 시끄러운 목소리.
피아노같이 뚜렷한 목소리.
북같이 울리는 목소리.

시골 된장 뚝배기같이 촌스럽지만 정겨운 목소리.
여문 옥수수 알같이 또릿한 목소리.
박 속같이 소홀한 목소리.
막 캐낸 고구마같이 소담스런 목소리.

이슬비처럼 젖어드는 목소리.
소나기처럼 퍼붓는 목소리.
가랑비처럼 살랑살랑 뿌리는 목소리.
부슬비처럼 들릴락 말락하는 목소리.

나뭇잎에 구르는 물방울같이 낭랑한 목소리,
무언가 해결을 봤을 때 터져 나는 환희의 탄성 같은 목소리.
역시나 하는 좌절과 낙담으로 오그라드는 목소리.

햇볕을 쏘인 이슬처럼 꺼져 가는 목소리.

박하사탕처럼 화한 목소리.
초콜릿처럼 입안에 녹아드는 목소리.
아이스크림처럼 달콤한 목소리.
크랙커처럼 아삭아삭한 목소리.
버터처럼 느글느글한 목소리.

배같이 시원하고 사글사글한 목소리.
레몬같이 상큼한 목소리.
땡감같이 떨떠름한 목소리.
석류처럼 새큼한 목소리.
풋사과처럼 싱그러운 목소리.

    중국 고사에 보면 목소리만으로 인간의 길흉화복을 알아내곤 했던 관상가들의 이야기가 나온다. 한의사가 듣는 목소리엔 음양오행이 실려 있다. 건강과 병과 희노애락의 감정이 들어 있다.
    전화 속에서는 말하는 이의 마음씨와 성격이 보이지 않는 목소리를 통해 더욱 강하게 드러난다. 남녀노소의 차이는 없다. 다만 느낌의 차이만 있을 뿐이다.
    나는 오늘도 전화를 받으며 가끔씩 느낌만으로 상대방을 떠올려 본다. 비록 실제로 인물을 보면 어느 정도는 차이가 있지만…….

점 치러 오는 사람

"남쪽의 최씨 성을 가진 한의원에 가 보라."

이같은 점쟁이 말을 듣고 온 사람이 몇 명 있었다. 점쟁이가 가보라 했으니 신뢰도 백점. 이렇게 온 분들의 치료는 효과 만점이다. 그래서 '점쟁이와 짜고 한판 벌리면 장사 좀 되겠구나.' 하고 우스개소리를 해본 적도 있다. 그런데 한의원이 정말 무슨 역술원인 줄 아나? 가끔씩 진짜 점치러 오는 사람들이 있다.

"어디가 안 좋아서 오셨습니까."

시골 아줌마는 아무 소리 없이 팔만 쑥 들이민다.

"아픈 델 말씀하시죠."

내민 팔을 다시 한번 불쑥 더 내민다. 환자의 입가에 이상야릇한 주름이 가고 얼굴 분위기가 수수께끼 문제를 낸 선생님 표정으로 긴장한다. 옆에 따라온 아낙네가 성질이 좀 급한지 거든다.

"아이, 칠복이 엄마. 빨리 말해드려~어. 아픈 걸 다 말 해드려야지~이."
"쓰~으쯧, 가만 있어 보랑께. 알아 맞추는가 보게~애."
"허긴 그래잉. 맥에 다 나오니까 이~잉."
허 참, 그렇게 알아 맞추는 게 보고 싶으면 용한 한의사가 아니라 용한 무당한테 가서 물어보지 뭐 하러 여기 왔을까? 초창기엔 퀴즈게임하자는 이런 분들에게 짜증이 나기도 했다.
"아니 지금 뭐 하는 겁니까. 지금 점치러 오셨나요?"
그러나 알고 보면 대개 이런 분들은 교육 수준이 낮고 순박한 사람들이다. 이제는 한의원에 와서 이렇게 묻는 사람들의 얼굴만 봐도 대개 어디가 아픈지 알 수 있다. 점치러 온 분들에겐 피차 긴말하기 피곤하니 그냥 맥만 보고 이야기하게 된다.
"손발이 저리고, 허리하고 무릎도 시리고 아프죠? 뒷목도 뻣뻣하고 머리도 아프고요. 그리고 심장도 좋지 않은데요."
"오— 메, 진맥이 용하다더니 진짜 용하기는 용하구먼……."
감탄사 연발이다.
진맥은 한방에서 빼놓을 수 없는 중요한 진찰 수단이다.
십여 년 전부터 초음파 진찰도 하고 MRI나 CT 스캔 등의 검사도 필요할 때 의뢰하여 진단에 참고한다. 그러나 한의사에게 가장 간편하고 많은 정보를 얻을 수 있는 진찰 수단은 역시 맥을 짚는 진맥이다.
다만 최근엔 거의 사라졌지만 신비감을 주기 위해 사주만으로 환자를 보거나 '불문진단'이라 하여 환자에게 한마디도 묻지 않고 진맥만으로 처방을 하는 곳이 있는데 모두 바람직하지 못하다.

명의에 대한 환자의 그릇된 환상과 소수 의료인이나 일부 돌팔이의 신비주의 조장이 서로 맞아떨어진 결과가 바로 소위 '불문진단'이란 것이다. 경우에 따라서는 맥을 버리고 증상을 취해야 되는 때(從證捨脈)도 있는 것이다.
　동시에 맥진은 포괄적 진단 방법이다.
　맥 하나에 수많은 질병들이 줄지어 있다. 따라서 아는 사실도 다시 물어 확인해야 오진을 최소화할 수 있다.
　참고로 한의학에선 맥진은 크게 望(보고), 聞(듣고), 問(묻고), 切(복진) 의 네 가지 진찰 방법 중 하나에 해당하며 진찰의 전부가 아니다.
　몸에 나타나는 수천 수만 가지 질병과 그 질병에 따른 갖가지 증상 변화를 환자가 자세히 이야기하지 않으면 결과적으로 환자 스스로에게 손해이다. 특별히 한의학에서 같은 병일지라도 체질에 따라 각기 다르게 표현될 수 있기 때문이다.
　의사의 오진을 최소화하는 가장 중요한 길은 한·양방을 통틀어 의사와의 대화 시간을 늘리는 방법이 최선이라고 단언할 수 있다. 물론 들어주어야 할 의사에게는 너무도 힘든 일이지만······.

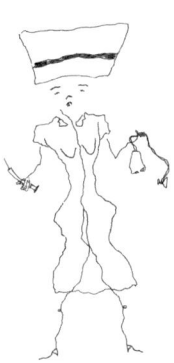

정말 간호사 맞아요

"아가씨가 정말 간호사요?"
"예."
"한방 간호대가 있소?"
"아니오."
"그럼 어디 나왔소?"
"아직 한방에는 간호대학이 없어요."
"그럼 양방이요?"
"예."

캡을 쓴 우리 한의원 간호사에게 가끔씩 던져지는 질문이다.

조금 유식한 분들의 질문이다. 지금은 물론 십수년 전, 당시만 해도 정식으로 간호대를 나온 간호사가 양방 의원급에도 별로 없었는데 한방의원에 있다니 좀 놀라는 기색이다.

당연히 정말일까 의심한다.

실은 원대 한방병원에서 함께 근무한 경력이 있어서 스카웃 하게 됐다. 우리 간호사는 그간 나름대로 한의학에 대해 공부하고 또 한방의 임상분야에도 충분한 트레이닝을 받아서 간호대에 한방기초 과목이 생긴다면 강의를 나가도 될 정도라고 보면 된다.
   거기에 양방 간호지식까지 겸비했으니 환자 상담에 금상첨화다.
   또한 아들을 둘이나 둔 유부녀이지만 아직도 노처녀로 보는 분이 적지 않다. 몇 년 전에 오셨다 최근에 다시 온 할머니께서 조금은 안쓰럽다는 듯이 혀를 차신다. 간혹 진찰실에 들어와서도 조그만 소리로 '저 아가씨 아직도 시집 못갔구먼요. 쯧쯧' 하고 속삭여 묻는 분도 있다.
   처음엔 유부녀를 간호사로 채용하는 것이 어떨까 했는데, 날이 갈수록 환자관리에 이점이 돋보인다. 새댁들이 아이들 건강상담을 하고 고부간 갈등뿐만 아니라 나이든 분들은 남편과의 성생활에 대해 터놓고 상담을 하기도 한다. 그런데 실은 무엇보다도 주부로서의 외로움이나 허전함 같은 부분에 대한 토로가 적지 않다고 한다.
   예컨대 시집 와서 열심히 일만 하다 보니 자기만 골병들고 남편과 자식들은 사회적 신체적으로 성장했는데 자신만 왜소해지고 퇴보한 것 같고, 남편이 알아주지 않는 아련한 아픔 등등에 대해 이야기하고파 한다. 이제 개원 10년이 넘은 우리 한의원엔 지금 아들 둘 둔 유부녀가 2명이나 된다. 의료 지식이나 삶의 경험 및 환자들과 상담의 폭이 훨씬 넓은 것은 확실하다. 며칠 전엔 칠순의 할머님 한 분이 진료를 받고 나가시다 한마디 귀띔해 주셨다.
   '원장님, 저 아가씨가 이 집 보배요, 보배.'

좋은 게 좋아요

"접수하세요."
"알았어."
"성함이 어떻게 되세요?"
"이 ##."
"주소는요?"
"거기 적어졌잖아."
"카드엔 안 적혀 있는데요."
"그래?"
"……"
"몇 동 몇 호세요?"
"참 내… 그런 것까지 말해야 돼?"
"……"
"어디 아파서 오셨어요?"

"그냥 왔어."
"……."
"지금 원장 있어?"
"예."
"많이 기다려야 돼?"
"예, 조금만 기다리세요."
"나 지금 바빠. 빨리 좀 해줘."
"……."
글쎄 드물기는 하지만 손님 중엔 무의식 중에라도 이렇게 시종 듣기 거북한 말투로 일관하시는 분들이 더러는 계신다.
하긴 간혹 원장도 반말을 듣는다.
"허리 아파서 왔어. 잘 좀 봐 줘……"
또는 '의사가 진맥만 하면 되지, 뭘 이것 저것 물어 보누?'
그렇게 말씀하시는 할머님, 할아버님들의 반말에선 정을 느낄 수 있다. 하여튼 반말엔 원장보다도 직원들의 기분이 문제다.
20대 아가씨는 빼놓고서라도 사십대 중반에 접어든 유부녀에게 '이랬니? 저랬니? 하는 것은 정말 듣기에도 민망하다. 나이가 적은 손님들이 더 많은 여직원들에게 반말을 하는 경우도 적지 않다.
도대체 처음 보는 사람에게 왜 반말이 필요할까? 비록 나이가 아무리 어려도 처음 보는 상대라면 반말은 큰 실례가 아닌가. 그렇다고 '여보쇼. 그 여잔 애 달린 유부녀요.' 하고 매번 알릴 수도 없으니 딱한 노릇이다.
최근 미국의 코넬 대학 심리학 교수 앨리스 아이센 박사가 의사들의 심리를 분석한 결과 기분이 좋을 때 의사로서의 업무를 더 잘 수행한다는 사실을 밝혀냈다.

즉 자신의 연구에 참여한 의사들 중 대단치 않은 과자상자를 선물 받은 의사들이 선물을 받지 않은 의사들보다 훨씬 신속하게 질병을 진단해 내고 환자들을 더 따뜻하게 보살피는 태도를 보였다는 것이다.

아이센 박사는 따라서 환자들이 의사를 상냥하게 대해서 의사의 기분이 좋아지면 그러한 보상을 기대할 수 있을 것이라는 결론을 내렸다.

이는 업무에 시달리는 의료기관 종사자들을 좀더 따뜻한 말과 표정으로 대해줌으로써 기분을 좋게 만들어 주면 그만한 친절과 봉사를 곱으로 되받을 수 있다는 말일 것이다.

현명한 손님들은 한번씩 참고해 봄직한 말이 아닐 수 없다.

'받고 싶은 대로 남에게 해 주라' 는 성경의 '황금률' 말씀과도 상통하는 말이라 할 수 있다. 흔히 '의사는 불친절하다.' 간호사를 비롯한 의료 종사자들의 친절 교육이 필요하다' 라는 말을 자주 듣는다.

당연한 소리다. 의사나 의료기관 종사자들은 직업 윤리나 업종의 성격상 필히 친절과 서비스를 강화해 나가야 할 의무가 있다.

하지만 의료가관에 종사하는 사람들의 기분을 조금만 헤아려 준다면 마음에서 우러나는 진정한 친절과 봉사를 받을 수 있을 것이다.

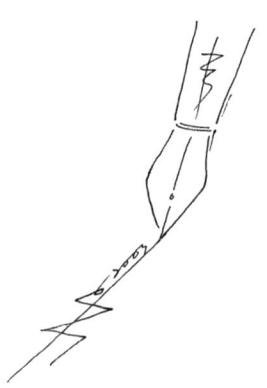

진맥을 하며

"엄마, 이 아씨 뭐해?"

어린 아이의 손목을 잡고 지긋이 진맥을 시작하면 서너 살배기 아이들이 가끔씩 묻는다.

"으응, 진찰하시잖아. 한의사 선생님은 이렇게 진찰하는 거야."

엄마가 옆에서 설명한다. 반가운 사람끼리 만나면 서양 사람들은 포옹을 하고 우리는 손을 맞잡고 악수를 한다. 그렇게 함으로써 서로의 체온과 마음이 통함을 느낀다.

손님이 오면 한의사는 손님의 손목을 살며시 부여잡고 맥을 짚는다. 맥을 짚는 순간 의원은 진찰에 앞서 환자를 느낀다. 손가락 밑의 피부를 느끼고 그 바로 아래에서 뛰는 동맥 고동을 통해 먼 곳의 심장과 오장 육부를 느끼며 동시에 마음의 변화를 읽는다.

한갓 몸짓에 불과할 것만 같은 맥진은 한의사에게 실로 많은 정보를 제공한다.

'세시간 대기에 삼분 진찰'이란 말은 한방 영역에선 생각할 수 없는 일이다. 맥을 짚는데 만도 한참씩 걸리니 말이다.
　의원 손에 자신의 팔을 내 맡긴 손님은 의원의 체온을 전달받으면서 비로소 안도하게 된다.
　바쁜 삶터에서 의사와 환자가 서로 신체의 일부를 맞대기란 너무도 어렵다는 것을 익히 깨달아 알기 때문이리라.
　오늘날 한의사의 진찰 도중 행해지는 맥진은 한방을 찾는 환자와 의원 사이에 신뢰의 끈이 되고 있으며 또한 모든 의료행위 가운데 가장 인간적이며 정서적인 진료행위임에 틀림없다.
　손목에서 진찰하는 맥진과 배와 등, 허리 등의 경혈을 눌러보아 그 반응으로써 내장 기능을 알아내는 진찰 방법을 통틀어 절진이라 부른다. 이렇게 함으로써 한의사는 부분에서 전체를 파악할 수 있으며 또한 몸 안의 이상 유무를 알 수 있다.
　하지만 진맥도 한방의 진단 방법 중 일부이지 전부는 아니다. 요즘도 간혹 손만 쑥 내밀고 아무 말도 안 하면서 의심스런 눈초리로 자기 병을 알아 맞춰보라는 손님이 있는데 실로 답답한 노릇이다.
　'병은 자랑해야 빨리 낫는다.'란 말이 한의사 앞에서도 예외는 아니기 때문이다. 맥을 짚는다는 것은 단순히 진찰이기에 앞서 피차 서로 따뜻한 체온을 가진 인간이란 사실을 확인하는 방법이기도 하기에 각박한 이 시대를 살아가는 불안한 손님들을 위해 한의사들은 정성껏 맥을 짚지 않을 수 없다.

진찰 침대

그리스 신화에 지나가는 나그네들을 집에 끌어 들여 침대 밖으로 나온 몸은 자르고 짧으면 침대 길이에 맞춰 잡아 늘였다는 이야기가 있다.

'프로크루스테스의 침대'가 그것.

하지만 오늘날 모든 서비스 업종에서 오신 손님을 그렇게 접대해선 큰일날 일. 최상의 서비스 측면에서 본다면 오히려 각각의 손님 키에 맞는 침대를 맞춰드리는 것이 필요할 것이다.

개원할 때 구입한 침대가 벌써 십 년이 넘었다. 그런데 커버를 자주 바꿔가며 사용해서 그런지 거의 모든 비품과 의료용품이 교체되었지만 아직도 침대만은 건재하다.

하지만 요즘 들어 점차 침대가 시급히 해결해야 할 문제로 떠오르고 있다. 80년대 후반만 해도 여자는 보통 160cm 미만의 키였고 남자는 170cm 내외였으니 180cm 길이의 베드는 비교적 넉넉한 셈이었다.

    하지만 최근에 부쩍 키들이 커져서 이삼십대 여성들의 키가 평균 165cm 내외가 되었고 남자들도 180cm 이상 신장을 보유한 장정들이 수두룩하게 등장했다. 심지어 185m가 넘는 분도 나타났다. 그러니 당연히 문제가 될 수밖에.

    허리가 아파 엎드린 분의 키가 170cm이면 엎드린 자세에선 베드 위로 발등이 펴져서 엄지발가락 끝까지 베드 바닥에서 보통 10cm 이상이 더 늘어나기 때문이다. 즉 베드를 초과하는 키가 눈에 띄게 많아졌다.

    잘 먹고 키가 부쩍 부쩍 크는 풍요로운 세대의 등장으로 베드가 그만 왜소해지고 만 것이다. 사정이 이러니 아직 쓸 만한 침대이지만 바꿀 때가 온 것 같다.

    충직한 침대여. 이해해다오. 서비스라는 큰 뜻을 위해 네가 물러갈 수밖에 없다는 것을.

진찰도 못해 본 별난 환자

아침 일찍 전화 한 통이 왔다.
"스물 여덟 살 먹은 사람이예요. 첫 아이 난 지가 4년이 지났어도 아직 아이가 생기지 않아요. 그런데 가슴에서 젖이 나오거든요. 이런 것도 한방으로 치료할 수 있어요?"
간호사는 물론 그런 환자도 치료한다고 했고 그 젊은 여자는 곧바로 달려와 그 날의 첫 환자가 됐다.
이름은 이형님(가명). 나이 28세, 남아 1명, 인공유산 1회 경험, 출산한 지 4년 경과. 이씨는 들어오자마자 의자에 털썩 주저앉는다.
"저, 진찰하게 웃옷 좀 벗어주세요."
"아니요, 진찰보다도 우선 말 좀 물어보고요."
진찰실 안이 난방으로 김이 서릴 정도인데도 이씨는 두툼한 오버코트마저 벗지 않고 오히려 더 거머쥐면서 거침없는 표정으로 말을 꺼낸다.

순간 범상치 않는 마찰이 예견된다. 아니, 이 환자가 온 목적이 도대체 무어길래 옷 벗는 것마저도 거부하는가. 아니나 다를까, 마주 본 이씨의 눈에는 의심하고 경계하는 눈빛이 가득하다.
"그럼 진찰 받으러 오시지 않았나요?"
"원장님 말부터 들어보고 진찰 받을께요."
"그럼 이야기 해 보세요."
"…… 병원에서 질로 넣어서 하는 특수검사도 받구요, CT도 찍어 보구요, 자궁이나 난소도 검사했는데 아무 이상도 없다고 하거든요……."
"그런데 젖을 짜면 가슴에서 젖이 나온다구요?"
"예."
이젠 하릴없이 장황한 설명이 이어질 수밖에.
"그건요, 뇌하수체와 난소기능이 원활하지 못하고 조화를 이루지 못해서인데요. 아이를 낳으면 젖이 나오는 호르몬이 나옵니다. 하지만 젖을 떼면 자연히 이 호르몬이 분비되지 않는데 지금도 그 유즙 분비 호르몬이 나오니까 임신이 어려운 겁니다……."
말을 하는 동안 이씨는 군데군데 잘도 가로막는다.
"우선 내 말부터 들어보세요. 다른 건 없고 다 정상이라는데 아이를 가질 수 있어요?"
"그럼요, 그러니까 그걸 설명하고 있는 것 아닙니까."
"그럼 치료할 수 있어요?"
"그렇다니까요, 물론 쉽지는 않고 치료 기간은 좀 걸립니다. 호르몬과 관련된 증상이지만 한의학적으론 꼭 그것만이 문제되진 않습니다. 젖을 먹이면서 임신이 되는 여성도 있으니까요. 정확한 진찰을 한 다음에 전신적 치료를 해 주면 임신이 가능합니다."

"그럼 진찰을 어떻게 한다는 거예요."

"아, 한의사가 한방적으로 맥도 짚고 복진도 해서 진찰하지요. 치료방법도 아니고 진찰방법까지 일일이 이야기해야 하겠어요?"

"그래요? 아, 여기서도 진찰을 해요?"

오, 주여! 이 여자가 아침 초장부터 왜 이럽습니까?

기분이 언짢아지는 걸 억지로 꾹 참았지만 나도 모르게 퉁명스런 대꾸가 나왔다.

"아, 여보시오. 의원이 진찰을 않으면 누가 해요."

나도 이젠 부아가 치밀어 올랐다.

"아니, 원장님이 나를 이해시켜서 내가 납득할 만해야 진찰을 받지요."

치료는커녕 진찰조차도 자신을 납득시키지 못하면 받지 않겠다는 투다.

"지금 충분히 설명하지 않았소. 그거로도 부족하다는 거요?"

그러자 젊은 여자는 벌떡 일어나 걸어나가며 내 뱉는다.

"아니 이해할 만해야 진찰을 받지……."

황당한 장면이었다. 왕년엔 한의사 면허 국가고시 채점위원이기도 했었지만 오늘은 이 환자에게 치료도 아닌 진찰 자격을 구두 심사 받고 드디어 퇴짜 맞는 순간이다. 임상 20년이 지나는 나로서도 처음 당하는 일이었다.

치료를 받기보다는 시비만 걸러 온 사람이 분명했다. 기분을 잡칠 대로 잡친 '수양이 덜된 못된' 의원이 뛰듯이 나가는 젊은 그녀를 향해 기어코 한마디를 던진다.
"사람 그렇게 못 믿으면 어떻게 치료하나."
나가는 그녀도 '장군'에 '멍군' 한다.
"택시비만 날렸네……."
또 한 방 먹었다.
잠시 후 다시 들어온 간호사는 떨떠름한 분위기에 머쓱해 하면서 한 마디 거든다.
"저, 방금 그 젊은 여자가 한의원을 나가기 전에 한 마디, 아니 정확히 말하면 세 마디 했는데요, 아마 안 들으시는 편이 건강에 이로울 거예요."
나는 아직도 그녀가 나가면서 무슨 말을 했는지 모른다.
그 날 이후로 웃기는 이야기이지만 아침 진료 시작 전에 가끔씩 이런 기원을 한다.
좋은 손님이 하루의 첫 손님이기를.
종일 좋은 손님들이 오시기를.
그래서 진찰도 못해보는 일이 없기를.

진찰을 받는 모습들

앉자마자 다리를 꼬더니 몸을 옆으로 틀어 비스듬히 앉는다.

급기야는 진료 테이블에 턱을 괴고 물끄러미 쳐다보면서 고개를 까닥거리기도 하고 꼰 발을 슬리퍼를 매단 채 가볍게 흔들어댄다. 주로 30대 전후 부인들에게서 거리낌없이 나타나는 '포~옴' 중에 하나이다.

다리를 꼬고 앉는 자세는 허리가 펴지게 하여 일시적으로 허리에 편안한 감을 주므로 허리가 약한 분들은 간혹 그럴 수도 있다.

하지만 처음 대면하자마자 그런 자세라면 상대편도 그다지 편치는 않다. 요즘엔 진찰 의자에 앉아 무신경하게 껌을 쩝쩝 씹는 분도 늘어만 간다.

또 진료 도중 베토벤의 '운명'이 찌렁찌렁 울려 대고 아무런 양해도 없이 진맥하던 손을 빼내어 핸드폰을 받고 아무렇지도 않게 사소한 약속이나 일상 생활이야기를 몇 분씩 지속하는 경우도 점점 느는 추세이다. 당연히 진찰의 리듬도 일순간에 깨진다.

요즘에 이런 일은 일상사가 돼버렸다.

한번은 40대 중반의 부인이 의자에 앉더니 다짜고짜 원장의 사타구니 사이 앞부분 의자에 자신의 발을 척 걸쳐 올린다. 다소 놀라고 언짢아 쳐다보니 그제야 자신의 증상을 이야기하기 시작한다.

"여기 이곳, 발목이 시고 저리고 아픈데……."

하지만 그래도 그렇지, 원장 사타구니에 자기 발을 끼워 넣을 필요까진 없을 것 같은데. 그런데 그 뒤로도 똑같은 경험이 여러 번 반복되니 그게 오히려 자연스러운 건가?

반면 진료실에 들어오면 소심한 분은 너무 긴장하여 평소 정상인 혈압이 고혈압이 되고 진맥을 하면 놀란 토끼 가슴처럼 맥이 콩당콩당 빨리 뛰기도 한다. 이런 분은 법 없이도 사실 양반이다. 그러면 '숨을 크게 들이키고 마음을 편히 해 보세요.' 하면 뛰던 콩콩 뛰던 가슴이 어느새 정상 맥박수로 가라앉는다.

진료실에 들어올 때 두 손을 앞으로 모으고 다소곳이 들어 왔다가 나갈 때는 왕의 편전에서 물러나는 양 뒷걸음으로 조심스럽게 나가시는 분도 있다.

이럴 때 '그간 얼마나 의료인들이 고자세로 일관했으면 이렇게 비위를 거슬리지 않으려 조심한단 말인가' 하는 생각에 되레 미안스럽다. 진료를 받을 때 보이는 다양한 태도. 그 자체만으로도 그분의 품격이나 교양이나 생각을 말해 준다.

친정 어머님 되세요

"친정어머님 되세요?"

나이 지긋한 할머니와 기혼의 젊은 여성이 같이 들어 왔을 땐 이렇게 말문을 여는 경우가 많다. 이럴 때 대개 한 분은 시어머니나 친정어머니이고 다른 한 분은 며느리 아니면 친딸이다.

친 모녀에게 '고부간이냐?'고 물으면 다소 섭섭해 하신다.

고부간인데 '시어머니와 며느리 사이세요?' 하고 물으면 분위기는 더 딱딱해진다.

그러나 친 모녀에게 '친정어머님 되세요?' 라고 물으면 대개 빙긋이 웃으며 '네.' 하면서 기분 좋은 웃음이 흐른다. 고부간에게 그렇게 말하면 '우리 사이가 닮아 보이나?' 하는 느낌 때문인지 두 사람의 몸짓이 다소 편해지면서 진료실의 긴장은 일순 누그러진다.

그게 항상 '친정어머님 되세요?' 라고 묻는 이유이다.

또 한 가지 이유는 친어머니와 시어머니의 진찰 결과를 받아들이는 자세가 상당히 다를 때가 많기 때문. 친어머니께는 딸의 건강 상태나 증상에 대해 가감 없이 직설적으로 말해 준다.

반면 시어머니 앞이라면 다소 돌려서 완곡하게 말하고 말하는 단어 선택에 조심을 해야 한다.

결혼 초의 새댁에게 시어머니 앞에서 '자궁이 부실해서 아기 들어서기가 좀 힘들겠다.' 거나 '몸이 원기가 너무 부실해서 노인네 같다.' 는 등의 이야기를 그냥 내뱉으면 뒤에 수습하기 힘든 일이 벌어지기도 한다.

만약 건강하지 못하게 나온 진찰 결과를 제대로 말해보자. 친정어머니라면 시집 간 딸이 안쓰러워 금세 얼굴빛이 어두워진다.

시어머니라면 우리 아들 곱게 키워 장가보냈더니 이런 부실 덩어리와 만나 우리 아들 불쌍케 됐구나 하는 표정이 얼굴에 언짢은 기색이 역력해진다. 나중에 '왜 시어머니 앞에서 그렇게 말해 집에 가서 남편에게까지 종합병원 만나 손해 봤다는 핀잔을 받게 하느냐.' 는 항의를 하기도 한다.

물론 모두 다 그런 것은 아니다.

"우리 며눌애기 잘 좀 봐 주소. 애가 건강해야 우리 아들 행복하지……."

하면서 진정으로 며느리 걱정해서 보약 먹이려고 함께 오는 시어머니도 많다.

키를 재며

벌써 십여 년 전인가.
어느 날, 한의원에 신장측정기를 들여놓았다.
어린이 손님들이 점점 많아지고 있었기 때문이다. 어린이에게 가장 중요한 것은 성장 발육이고 그걸 측정하는데 가장 기본적인 것이 바로 신장과 체중이다. 그 신장측정기는 위에 올라서면 자동으로 터치 바가 내려오고 머리에 닿았다가 다시 올라가면서 키와 체중, 그리고 비만도가 체크되는 단순한 기구였지만 당시로선 최신형이었다. 그런데 상당수의 어린이들이 올라갔다 내려오면서 감탄을 한다.
"야, 전자동이다. 이런 건 처음 봤다. 재밌다. 재밌다."
부모들까지 거드는 경우도 많다.
"최신이네……."
사소한 자동 측정기를 가지고 이렇게들 감탄을 하니 오히려 좀 멋쩍었다.

세월이 흘러 그 뒤로 몇 년이 지나자 이런 반응도 보였다.
"으응 이거, 우리 학교에서 해 봤어……."
마치 아는 수학 문제를 만난 듯 의기 양양한 모습이다.
신장측정기 쪽을 가리키며 '이리로 올라 서세요.' 하면 신장측정기와 내 곁의 중간쯤 서서 내 눈을 물끄러미 보는 분이 많다. 물론 내 말이 충분치 못한 탓이다. '저 신장측정기 위로 올라서세요.' 라고 말해야 하는데…….
신장측정기에 거꾸로 서는 분도 적지 않다. 주로 할머니들께서 그러신다. 경험이 없으신 탓이리라.
몇 번씩 내려섰다 다시 올라가야 하는 분도 있다.
대개 소심한 분들이다. 신장측정기 위에서 자리 잡느라 계속 발을 움직이기 때문이다. 그러면 디지탈 계기가 오·작동 된다. 그러니 다시 측정을 시작해야 한다.
간혹 '우당— 탕' 무너지는 소리에 깜짝 놀라곤 한다.
대충 체중계 끝에 조심성 없이 훌쩍 뛰어 올라가면 체중계 전체가 뒤집히듯 들렸다가 바닥에 부딪치는 소리이다.
요즘 신세대 엄마들은 키가 훌쩍 커졌다.
자녀들이 키를 잴 때 신장측정기 올라서면 약 5초 후에 자동으로 터치 바가 내려와 키를 잰다. 그러나 그 사이를 못 참고 무려 2미터에 달하는 위치에 정지해 있던 터치 바를 손으로 잡아 강제로 끌어내려서 고장나기도 한다.
젊은 부부들의 애교스런 옥신각신이 자주 나타나는 때는 바로 신장 측정 순간이다.

"어머, 자기 키가 그거 밖에 안돼?"

"당신 키, 나 여태껏 속였구나?"

결혼 후 진실이 처음 밝혀지는 순간이다. 그러면 '야냐, 그럴 리가 없는데…… 기계가 이상한가 봐. 다른 데선 3센티는 더 나오는데.'라고 기계 탓하는 분.

"나 키가 줄었나 봐……?" 하며 스스로 노화를 핑계하면서 궁지를 모면하려는 자칭 노화파. '으응?……으……' 하며 얼굴을 붉히면서 거짓을 자인하는 양심파가 있다.

아무래도 신장측정기 앞에서 가장 민감해지는 사람은 성장기에 있는 학생들이리라. 작년에 측정한 후 지금까지 1년 동안 1밀리도 크지 않은 것으로 나타날 때 얼굴이 핼쑥해지는 학생도 있다.

결혼 적령기의 작달막한 아담한 키의 아가씨가 남자친구와 왔을 때도 키 잴 때 영 난감한 표정이기는 마찬가지이다. 신장측정기 앞에서 쓸쓸해지는 분들도 있다. 바로 노인 분들이다.

'엉, 그렇게 줄었나?' 60세 전후가 되면 몇 센티미터는 보통 줄어든다. '나중에 오래 오래 친구할 땅 하고 벌써 가까워졌나?'

수분이 마르면서 디스크 사이가 좁아지고 허리가 굽고 머리가 빠지고…… 세파에 씻긴 나이를 키 재는 도구 앞에서 실감할 따름이다.

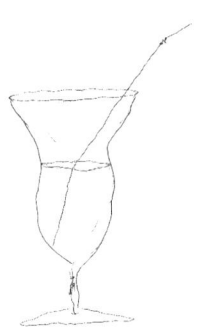

LA에서 온 전화

따르릉, 전화벨이 울린다.
"감사합니다. 최현 한방의원입니다."
"원장 좀 바꿔요."
"지금 진찰 중인데요. 실례지만 저희 병원 환자신가요."
"이봐, 이것 시외 전화야. 원장 빨리 바꿔. 전화요금 떨어지는 소리 안 들려?"

내 취미는 책 보고 간혹 글도 쓰는 일이다. 그렇다고 잘 쓰는 글은 물론 아니다. 글쓰기는 전문 영역을 쉽게 알리고자 하는 단순한 열정에서 시작한 일이었다. 하다 보니 신문 잡지를 비롯한 여러 곳의 매스컴에 지속적으로 연재하는 경우도 있다.

어쨌든 필자의 글과 책들을 보고 하는 전화가 하루에 여러 통인 날도 적지 않다. 예컨대 '사비'나 '베이비' 등 중앙 잡지의 육아상담이나 감수. 신문이나 사보 등의 글을 보고 전화하는 경우는 시외 전화가 많다. 가까운 곳에서는 대개 직접 오기 때문이다.

그런데 간혹 할 일 없이 상담전화만 받는 줄로 생각하는지 전화 빨리 안 바꾼다고 마구 호통 치는 분도 있다. 한가할 땐 전화 받기가 반가운 소일거리가 되기도 하지만 바쁠 땐 힘들다.

만약 어느 분이든 인터넷 홈페이지(www.babydr.co.kr)에 문의하면 상세하게 답변을 얻을 수 있다. 하지만 형편상 전화 상담은 곤장 받기가 힘들다.

손님을 앞에 두고 전화 상담에 응하는 것은 진찰에 적지 않은 방해가 될 뿐 아니라 진료하던 손님에겐 큰 실례이다. 지방 구석에 있는 사람을 인정하고 문의를 해 오는 것만도 일단 감사하다. 그렇다고 진료 테이블 앞에 앉아 계신 환자를 보다 말고 항상 바로 전화를 받을 수는 없지 않은가.

"여보세요. 그렇게 환자가 많아요? 하루 종일 환자가 밀린단 말예요?" 하고 항의하기도 한다. 그러나 정말 열심히 하다보면 짬이 없을 때도 많다.

환자가 없을 땐 상담이 자연스레 길어지고 바쁠 땐 바빠서 바쁘다. 그러니 우리 한의원엔 손님은 없어도 노는 시간이 없을 때가 많다. 그런데도 종종 전화 저쪽에선 자신만 바쁘다고 성화이다. 그래도 전화를 건 쪽은 나름대로 자신이 한가한 때를 골라서 전화하지 않았겠는가. 허나 이쪽은 공적으로 일하는 중이다.

LA에서 걸려온 한 전화는 그래서 인상 깊다.

"여보세요. 원장님이세요?"

"예."

"전화 받아주셔서 고맙습니다. 지금 전화 상담 좀 해도 될까요?"
"예."
"우리 아이가요. 이유식을 먹는데 설사가 심해서 원장님께서 쓰신 '엄마손 약손' 책에 나와 있는 한방이유식을 하고 싶거든요. 그런데 궁금한 것이……?"

약 15분 가량에 걸쳐 실컷 물어 본다. 해외 전화인데도 이것저것 물어 보는 것이 많았다. 그런데 그 끝말이 무척 인상 깊었다.

"전화 상담 감사합니다. 저, 원장님 거래 은행 온라인 번호 좀 알려 주세요."
"왜요?"

상담 후에 온라인 번호 물어오는 경우는 처음이라 어리둥절했다.
"상담료 보내드려야 하지 않겠어요."
'아하, 그렇구나. 요것도 원래 상담료라는 것을 받아야 되는 것이구나.'

전문가가 시간을 할애하여 환자 보다 말고 전문적인 건강상담을 하는데 공짜가 있을 수 없다는 것은 당연한 이치 아닌가. 알고 보니 독일 등에서는 전화 상담에도 비용 청구가 된단다.

덕분에 뒤늦게나마 새로운 걸 깨닫긴 했지만 앞으로도 전화 상담료를 받지는 못할 것 같다. 대신 앞으로라도 곧바로 전화 안 바꿔준다고 욕이나 안 먹었으면 좋겠다.

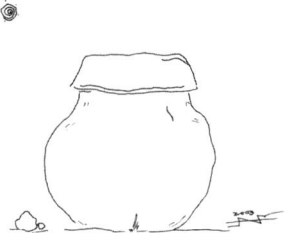

우리 집 식구들

제 식구 자랑하는 것은 분명 팔불출감일 터이다. 하지만 그래도 몇 마디 자랑하지 않으면 입에 가시가 돋을 것 같다.

우리 집 식구들은 친절하다. 아직까지 불친절하다고 항의 받은 적이 없다. 손님들 앞에서 원장은 수양이 부족하여 부끄럽게도 몇 번 얼굴을 붉힌 적이 있지만 우리 집 식구들은 절대 그렇게 하질 못한다. 근데 더욱 기분 좋은 것은 그것이 노력에 의한 것이 아니라 타고난 성품 때문이란 점이다.

원장의 급하고 냉정한 성격을 보완해주는 우리 직원들의 장점이 고맙기만 하다.

우리 집은 장수 집안이다. 오래 살아서 장수가 아니라 근무가 장수이다. 이 간호실장은 우리 집 근무 경력이 올해로 이미 15년째에 접어들고 있고 강선생도 벌써 14년째이다. 그사이 얻은 늠름한 아들이 모두 둘씩이다. 모두가 우리 집 한가족이다. 이제는 그들이 안 보이면 손님들이 먼저 찾는다.

'무슨 일 있어요?' '어디가 아픈가요?'

손님들을 실망시키지 않기 위해서라도 난 우리 식구들이 우리 집에서 더욱 더 장수하기를 바란다.

우리 집 식구들은 재능이 많다. 이 실장은 문인이다. 문단에 등단한 동화작가이며 시인이며 동시 작가이다. 최근엔 '나는요, 오줌싸개 이푸순이랍니다' 란 예쁜 동화집도 냈다. 어린이가 많이 찾는, 소아 전문인 우리 집으로선 이 실장의 재능이 우리 집의 부가 가치를 한껏 높여 주는 아이템 중 하나인 셈이다.

그리고 강 선생은 기억력이 뛰어나다. 거의 컴퓨터 수준이다. '어서 오세요. 아무개 손님이시지요?' 라고 10년 전에 온 손님 이름을 기억해내어 손님을 감동시키고 만다. 그 손님의 가족 안부까지 물을 때면 더욱 놀란다. 동시에 우리 집 호적계장이기도 하다.

손님들의 인적 상황이 잘 생각나지 않을 때마다 물어보면 즉각 답이 나온다.

유일한 홍일점인 진선생은 나와 함께 최고 품질의 약재를 관리하는데 그 약을 짓는 정성과 약재를 선별하는 안목이 이만저만이 아니다. 또 약재의 청결 유지는 혀를 내두를 정도이다. 이외에도 우리 집 식구들 장점이 적지 않으니 이 어찌 자랑하지 않겠는가.

고부간 화병

"웬 스트레스가 이리 많으세요?"
진찰을 해보니 K부인의 온몸엔 스트레스가 깊이 스며 있다.
"우리 시어머니 때문예요."
"시어머니 모시고 사세요?"
"아니요."
"근데요?"
"꼭 같이 살아야 시집살이인가요? 멀리 떨어져 살아도 매일 전화로 간섭하고 지시하고 툭 하면 오라 하고… 그뿐인가요. 친정을 얼마나 무시하는데요. 저를 파출부 정도로밖에 취급 안 해요."
"…… 그래도 부인 건강을 위해선 인정할 건 인정하고 받아들일 건 빨리 받아들이고 잊을 건 머릿속에서 빨리 잊고 비울 건 빨리 비워야 해요."
"그게 어디 쉽나요."

"쉽지 않으니까 노력해야지요."
"우리 동서는요, 시어머니 때문에 암까지 걸려 죽었거든요. 나도 겁나요. 나도 암 아닌가요?"

이 부인은 만성적인 소화불량과 위궤양에 갑상선기능항진증, 편두통, 가슴뜀, 불면증, 의욕상실, 무기력증 등으로 고생하고 있었다. 본인은 시어머니의 모진 시집살이로 우울증에 빠졌다고 말한다. 시어머니를 보면 혐오감에 소름까지 돋는단다.

소위 화병이었지만 자신이 암에 걸릴지도 모른다는 불안감 속에 살고 있으며 자신의 병은 시어머니의 시집살이 때문이란 확신이 서 있었다. 반대로 시어머니들의 며느리로 인한 화병도 만만치는 않다.

육십 팔세의 장씨 할머니는 분가한 아들 둘에 딸이 하나 있지만 현재 구십삼 세의 치매증 시어머님을 모시고 둘이 살고 있는 중이다. 당연히 아들들에게 가는 게 순리이지만 큰며느리나 작은며느리 모두가 시어머니와 합치는 덴 결사반대이고 딸의 시댁은 장손 집안이라 거기도 가기 힘들다.

시어머니 입장에선 뼈 빠지게 애써 키워 놓은 자식, 며느리들에게 홀랑 빼앗기고 자신은 칠십이 다 되도록 시집살이하고 있으니 애가 탄다. 대학 나온 며느리들은 시어머니가 아파도 문병조차 오지 않고 무식한 노인이라고 말상대도 하지 않으며 시댁에 발을 끊은 지 오래면서도 조금 남은 재산에만 관심을 보인다.

장씨 할머니는 숨이 가쁘며 때때로 가슴이 조이고 찢어지듯 아프며 종일 편두통으로 뇌신을 매일 복용하고 있다.

언제 중풍이나 심장병으로 쓰러질지 모르는 상황이었다.

고부간 화병은 며느리의 주체의식과 발언권이 강화되기 시작한 근래에 나타나게 된 신종 질환이다.

시어머니는 기득권을 주장하고 며느리는 그것을 인정하려 들질 않는다. 여기엔 교양도 체면도 양보도 없다. 어느 경쟁사회와 마찬가지로 기질이 센 쪽이 이기게 마련이고 진 쪽은 보다 강한 스트레스를 받게 된다. 이같은 상태가 오래 지속되면 자율신경과 호르몬 계통에 부조화를 일으키게 되어 이른바 화병을 앓게 된다.

일단 고부간의 갈등으로 인해 견디기 힘들다고 느낄 때면 이미 정신적 손상을 넘어 신체에도 상당한 화병의 징후가 나타나 있게 마련이다.

고부간 화병 치료의 가장 중요한 포인트는 남편의 어머니와 아들의 아내라는 특수한 지위를 서로 인정하고 있는 그대로 받아들이는 것이다.

고부간의 화병은 상담에 의한 마음의 치료도 중요하지만 스트레스로 약화된 육체의 치료도 꼭 필요하며 이럴 경우 한방치료가 많은 도움이 된다.

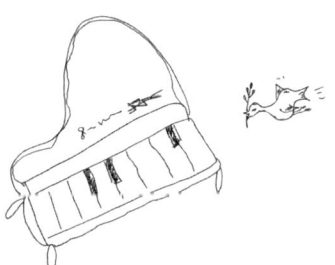

세대차

 진료를 기다리는 손님들 사이에서는 간혹 세대 차가 나타나곤 한다.
 세대 차.
 나이에 의해 단절된 세대간 사고 방식의 차이를 바로 세대 차라고 부르지 않던가.
 토요일 오후는 부모들이 직장에서 일찍 퇴근하여 집에 있는 시간이다. 따라서 토요일 오후 대기실은 부모를 따라 온 아이들로 법석이다.
 더욱이 소아 한방 책을 두 권째 출간한 후 소아과 전문 한의원이라고 소문이 나서 이래저래 어린이 환자가 점점 느는 추세다.
 요즘 바야흐로 어린이가 가정의 왕인 시대여서일까. 보통 자녀 한 명이 진찰 받으러 올라치면 그 집안 식구 모두가 총출동이다.
 아빠 엄마 할머니 동생 누나 오빠…….

또 친구 따라 같이 온 앞집 옆집 꼬마들까지 합하면 아이 하나 진찰에 딸려온 식구가 7~8명 이상 되는 경우도 적지 않다.

그러니 간혹 많게는 이삼십 명도 넘는 아이들이 비좁은 대기실에서 북적일 때도 있다. 양방 소아과도 아닌데 말이다.

"여긴 소아과도 아닌데 웬 아이들이 이렇게 많지?"

"여긴, 애들 때문에 못 오겠구먼. 어~휴 시끄러워 죽겠군."

자연히 불평이 쏟아진다.

침을 맞고 계신 분들도 불만이 적지 않다. 침구실 옆 마루 바닥을 쿵쾅 쿵쾅 뛰어 다니기 때문이다. 또 침구실 베드 사이를 헤집고 다니면서 커튼을 벌컥 벌컥 열어 젖힌다.

"어머나!"

허리나 다리를 드러내고 침 치료를 받던 젊은 여성들은 부끄러워하면서 깜짝 놀란다. 거기에다 아이들이 뛰어다니면서 커튼을 흔드니 간혹 침에 커튼자락이 가서 닿는 수도 있다. 그러니 어르신들께서 질색을 안 할 수 없다.

"아이구 이놈들아, 침 닿는다. 저리 가라. 저리……."

그런 연고로 진료 실에 들어오자마자 노골적으로 항의하는 분도 계신다.

"원장님, 여기만 오면 무슨 애들이 그리 많은지, 짜증나 죽겠어요."

당연한 항의이다. 왜냐면 한의원에 오신 분들 대다수가 몸과 마음이 다 편치 않으시기 때문이다. 가만 있어도 절로 짜증이 나고 꼼짝도 하기 싫은 상황인데 앞뒤를 안 가리며 마루 바닥 위를 우당탕

거리며 뛰어다니고 소리까지 크게 질러대니 저절로 짜증이 난다.

헌데 신기한 것은 대부분의 사람들이 용케도 잘 참는다는 것이다. 그러나 얼굴 표정을 자세히 살펴보면 애들 엄마도 태연히 있고 직원들도 뭐라 않는데 남이 참견하기가 꺼림직해서이지 실은 그냥 못 본 척하는 불편한 마음이 훤히 드러나 보인다.

어쩌다 '애야, 얌전히 좀 있어 줄래?' 하고 견디다 못한 직원들이 주문해 봤자 막상 애들 엄마는 무척 대견하다는 표정으로 뛰노는 아이 모습을 바라보고 있으니 그 말이 약효가 날 리 없다.

풍채 좋은 할머니 한 분이 한 번은 훈계를 하신다.

"애들아, 사람들 많은 데서 그렇게 소리치고 뛰어다니면 못써요. 아픈 사람 많은 데 예의 바르게 행동해야지."

요즘 세태에 남의 아이를 꾸짖는다는 것은 용기 있는 행동에 속한다. 하지만 할머니께서 나무라신 대상은 아이들이 아닌 그들의 엄마인 것 같았고 곧 그 효과는 나타났다.

"영민아, 영국아. 조용히 해야지."

그 엄마는 마지못해 한마디 운을 떼었다. 애들이 잠깐 힐끗 제 엄마를 쳐다본다. 그리곤 끝이다. 집에서 무제한적 자유를 만끽하던 애들이 엄마의 그깟 마지못한 형식적인 만류 한 마디에 제동이 걸릴 리 있을 것인가.

나는 침 놓으러 바쁘게 침구실에 왔다 갔다 하면서 정신이 없는 것처럼 보여도 사실은 대기실에 앉아 계시는 손님들의 분위기나 표정을 유심히 눈여겨본다. 또 오가는 한마디라도 청각을 곤두세워 귀담아 듣는 편이다. 따라서 유난히 뛰거나 천방지축인 아이들이 있으면 또 나이 드신 어른과 아이 엄마간에 신경전이나 벌어지지 않을까 신경이 쓰인다.

엄마는 자식이 여러 사람들 앞에서 스스럼없이 뛰어다니며 소리치는 모습이 대견하게 보일지 몰라도 나이 드신 어르신들 눈에 비춰보면 부모들이 가정교육을 잘못시킨 것에 다름아니다.

"요즘 젊은 것들은 어째 새끼들을 저래 키우는지, 원…… 쯧쯧."

공공 장소에서 자기 자식 기 안 죽이려 다른 사람에게 불쾌감이나 피해를 주는 것을 방치하는 것 자체가 잘못임을 모르는 신세대 부모들에게 구세대는 할 말이 많은 듯하다.

젊은 엄마들도 난감하긴 마찬가지일 것이다. 평소 아이를 자유 방임하다가 한의원에 와서 여러 사람 앞에서 설혹 '조용히 해!' 하고 호통을 쳐도 전혀 말발이 먹히질 않는다. 평소와는 다른 모습에 오히려 서로 어색할 뿐이다.

일본에서는 유치원에 들어가면서부터 남에게 피해를 주지 않는 생활에 대해 철저하게 교육 받는다. 한 TV 프로그램을 보니 유치원에서 화장실을 가려고 복도를 지날 때도 뒤꿈치를 들고 줄을 지어 좌측 통행을 하는 모습을 보았다. 남에게 피해를 주면 결국 나중에는 자신도 남에게 같은 종류의 피해를 당할 수 있기 때문이다. 질서를 지키는 것은 남이 아니라 자신을 위한 것이다.

따라서 자식을 기르는 방식에 대한 신·구 세대간의 의견 차이는 곧 부모 세대에게 적극적인 사랑 표현을 덜 받고 자란 신세대 부모이다. 그 반발로 자신의 어린이들에게 자유 방임적인 무절제한 사랑을 표현한 데서 오는 갈등인 셈이다.

아무튼 우리 아이들은 죄가 없다.
평소같이 그저 좋아서 뛰노는데 무슨 잘못이 있을 것인가.
또한 어른들 말씀도 틀린 게 아니다.
당연히 귀담아 들어야 할 이야기이다.
그렇다면 어쩔 것인가.
나로서는 나이 드신 어르신들이 편하게 쉬면서 대기할 수 있는 휴게실 공간과 아이들이 마음껏 뛰놀며 소리쳐 놀 수 있는 완전 분리된 놀이방이 딸린 장소가 필요하다.
모든 손님께 편안함을 줄 수 있는 한의원을 새로 꾸밀 수 있게 해 달라고 기도 드리는 수밖에…….

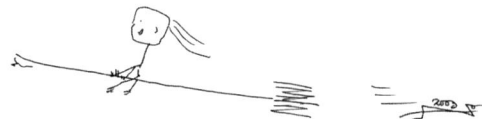

시어머니 약값

시골 할머니께서 진찰이 끝난 후 며느리가 먼저 나가자 슬며시 물으신다.
"약값이 얼마요?"
혹 너무 약값이 비쌀까 봐 그러실까?
"예, 너무 비싼 약 안 드릴 테니 염려 마세요."
"그래요? 실은 시골서 왔는데 자주 올라 올 순 없는 것 아니요? 너무 싼 약 짓지 말고 좀 가격이 나가더라도 좋은 약 좀 지어 주쇼. 우리 며느리에게 아주 비싼 약은 좀 그렇더라두 좋은 거로 먹어야 한다고 말해 주쇼."
의외의 말이다.
너무 솔직한 말에 그만 슬며시 웃음이 나왔다.
물론 속으로 웃었지만…….
그러나 며느리가 다시 들어오지 않는 바람에 결국 그 뜻을 이룰

수는 없었다.

하지만 요즘 세상에 이만한 효도도 어디인가.

며느리 형편도 어려운데 보약 봉양 받는다는 것만 해도 대단한 일이다. 물론 보약이 비싸다고 다 좋은 것도 아니다. 여담이지만 친정어머니 보약 지어 드리려고 모시고 오는 시집 간 딸은 그리 많지 않다. 거기에 비하면 남편을 배려한 때문인지 시어머님 모시고 오는 며느리는 비교적 많은 편이다.

그러나 친정 어머니를 일단 모시고 오면 조금은 다르다.

"울 엄니, 최고로 좋은 걸로 해주세요."

나이 드신 친정 어머니에 대한 사랑이 뚝뚝 흐른다.

천사 엄마

처음 우영이가 진료실에 들어 왔을 때 '우영이는 참 행복하겠구나' 하는 생각이 문득 스쳤다.

우영이는 '자폐증' 어린이였다.

'그런 아이를 행복하다고 하다니' 하고 나무라는 이도 있을지 모른다. 그러나 그런 생각이 강하게 들게 만든 것은 바로 우영이 엄마였다.

우영이 엄마의 얼굴엔 전에 보아 왔던 자폐증어린이들의 엄마들에게서 나타나는 그런 체념의 빛이 없었다.

우울한 그늘이 없었다.

지친 표정이 없었다.

흔히 보아온 난치병 어린이들의 엄마들이 나타내기 쉬운 무기력증도 없었다. 그 정도면 자폐증이 비록 아무리 힘든 질환이라고는 하지만 우영이는 정말 좋은 엄마를 둔 행복한 아이 아니겠는가.

우영이 엄마의 얼굴엔 온화하면서도 강한 의지가 숨어 있었다. 아무리 어려운 고비라도 우영이와 함께 꼭 이겨내리라는 신념. 그것이 보였다. 아마도 깊은 신앙심에서 우러나는 모습이리라.

밝은 표정,

고뇌에 찌들지 않는 깨끗한 말씨.

오히려 치료자를 편안하게 해주는 옅은 미소를 띤 우영이 엄마는 우영이에게 보낸 하나님의 천사 같아 보였다.

우영이는 엄마 덕분인지 지금 빠른 회복을 보이고 있다.

접수 순서에도 섭섭함이

한의원엔 보통 한가족이 함께 회동하여 오는 경우가 많다.
그런데 가장 비중이 높다고 생각하는 사람을 먼저 접수시킨다고 여겨서일까? 간혹 접수시키는 순서에 따라 사소하지만 미묘한 긴장이 따른다.
"저 우선 큰 아이 먼저 접수합시다."
"이름은요?"
"애 이름은 이철수구요. 나이는 열 살이예요."
"그리고 둘째는 딸아인데 이름이 이순희고 나이는 여덟 살이구요. 저도……."
"선생님도 하시게요?"
"예, 저도 접수할랍니다. 제 이름은 이장수고 나이는……."
이쯤 되면 옆에 섰던 부인의 얼굴이 점점 굳어지면서 입은 삐죽이 나오고 눈으로는 남편을 흘겨보기 십상이다.

'아니, 이이는 여기서도 나를 찬밥 취급이야. 나부터 좀 생각해 주면 어디가 덧나나?' 하는 표정이다.

자기 접수를 마친 남편은 이제야 아내를 쳐다보며 이야기를 한다.

"아참, 우리 집 사람도 접수합시다."

하지만 그 때는 이미 한의원에 가서 약 지어 주겠다며 오면서 따논 점수를 다 까먹은 뒤였다.

글쎄 접수 순서가 뭐 그리 대수일까마는 요즘 젊은 부부들의 사랑 싸움엔 그것도 소재가 되는 듯하다.

딸꾹질과 만병통치

"으음."

김노인의 입에서 가벼운 신음이 흘러나온다. 첫 번째 침을 놓고 염침(침을 비벼서 자극하는 것)을 하던 원장의 입술엔 회심의 미소가 머문다.

김노인은 벌써 5일째 쉬지 않고 딸꾹질을 하고 있었고 J의대 부속병원에서 며칠간 입원치료를 했어도 별 차도가 없어 매우 힘들어 하고 있었다. 자녀들은 모두 우리 집 단골 가족들이라서 수시로 왕래하지만 김노인은 오늘이 처음이었다.

김노인은 평소 한방 치료를 불신해서 이렇게 시설 좋은 초현대식 병원에서도 잘 안 되는데 침쟁이한테 간들 별 수 있겠냐면서 버티시는 바람에 자녀들이 전부 모여 모셔 오느라 무진 애를 썼고 겨우 끌려오다시피 했다고 한다.

그런 김노인인지라 침을 놓는데 다소 신경이 쓰였다.

그런데 침 시술을 하자마자, 정확히 말하면 첫 침이 경혈에 들어가자마자 그 모질던 딸꾹질이 거짓말처럼 싹 가셨다.

한방을 미신이라고 거부해왔던 김노인에게는 정말 믿을 수 없는 일이 벌어진 것이다. 사실 딸꾹질을 다수 치료해 왔던 원장으로서도 다소 놀랄만한 현상이었다.

그런데 이런 것이 바로 한방의 묘미가 아닐까? 첨단 서양의학으로 잘 통제가 안 되는 어떤 증상이 한의학적 접근을 하면 극적으로 호전되는 현상 말이다.

김노인의 딸꾹질은 장기간의 스트레스와 소화불량증, 그리고 요통이 겹친 때문이었고 족양명 위경과 족태양 방광경에 해당하는 경혈 몇 곳과 귀에 이침을 더 맞은 김노인은 며칠만에 처음으로 딸꾹질 없이 편하게 말을 할 수 있었다.

"차~암, 참."

김노인은 입을 쩍쩍 다시며 아직도 못 믿겠다는 듯 겸연쩍게 실쭉 웃으며 고개를 갸우뚱거리셨다.

그 후로부터 그 어른은 본인은 물론 주변 분들이 아프기만 하면 몸소 반 강제로 끌고 오시는 등 골수 단골환자가 되셨다. 그 분은 요즘도 누구나 우리 집에만 오면 만병이 통치되는 양 여기신다.

삼신할아비

　김씨 할머님은 나를 삼신 할아비 정도로 생각하신다.
　할머님의 큰딸은 결혼한 지 오 년 동안 아기가 없어 갖은 애를 다 태웠다. 하필 종가집 맏며느리로 시집 간 딸이어서 가슴이 더 아팠다. 그간 인공수정과 시험관 아기도 몇 차례씩 시도해 봤으나 몸만 더 쇠약해질 뿐 아무런 소식이 없었다. 큰 딸도 소심한 성격이어서 시댁의 잦은 모임에 나가면 수도 없이 듣는 '아직도 임신 기미가 없느냐'는 인사에 몸이 다 녹아날 지경이었다.
　어느 날 김씨 할머니는 노인당에서 삼신할미처럼 임신을 잘 시키는 의원이 있다는 말을 듣고 귀가 번쩍 뜨였다. 그리고 그날로 큰딸을 데리고 우리 집을 방문했다.
　양방병원에서 별다른 이상을 찾지 못했다는 큰딸은 하복부와 자궁이 냉하고 미숙하였다. 신장과 허리도 부실하고 생리도 하루 이틀 가랑비처럼 조금씩 검은 빛을 띠고 오락가락하다 끝나곤 했다.

그녀의 자궁은 마치 척박한 땅 같았다. 이런 땅에는 씨를 뿌려 봐야 싹도 잘 안 트고 간혹 싹이 트더라도 비실비실하다가 말라 버리기 십상이다.

초음파진단에선 아무런 문제가 없어도 맥진이나 홍채진단 같은 한방적인 진찰에선 임신을 위해 고치고 준비해야 할 일이 산더미 같았다.

큰딸은 두 달 동안 꾸준히 한약을 복용하였고 바로 임신되었다.

김씨 할머니의 나머지 두 딸도 처음엔 임신이 잘 되지 않아 우리 집에 왔지만 한약을 복용하고 나면 그 후 한두 달 안에 약속이나 한 듯 바로 수태를 했다. 두 딸도 그런 식으로 자녀 둘씩을 얻었다.

정말 우리 집과 연대가 잘 맞는 집안이었다.

그러니 어찌 내가 김씨 할머님께 삼신 할아비가 아닐 수 있겠는가. 나를 삼신 할아비로까지 만들어 주는 한의학에 감사할 따름이다.

나도 한약 좀

"저어, 나도 진찰 좀 받아 봐도 되요?"
"……"
"나도 요즘 몸이 별로 좋지 않은데……."
"……"

아내가 기어들어 가는 목소리로 호소해보지만 아무런 메아리도 없다.

간혹 외양만 보면 아내가 더 한약이 필요할 것 같은 경우도 있다. 하지만 남편은 자신만 귀한(?) 환자로 인정받길 원한다.

아내의 아픈 형국은 아랑곳도 않는다.

곁에 서있던 아내의 얼굴은 금세 무안하여 붉게 물든다.

그런데도 남편은 묵묵부답이다.

아내가 되게 무안할 것 같은데 오히려 그들은 그런 분위기에 익숙한 것처럼 보였다.

오히려 곁에 있는 사람이 더 민망해진다.

밖에 나가서도 아내는 남편에게 또 한 번 진찰 받고 싶은 의사를 밝혔으나 남편은 나 몰라라 했다.

어떤 부인은 가끔 친구 따라와서 함께 진찰을 받고 난 후 남편에게 전화를 한다.

"저, 방금 친구 따라와서 진찰해 봤거든요. 심장이 약하다는데 한약 좀 지어 먹어도 되요?"

그리고 나서 그냥 힘없이 전화를 끊는다. 이런 경우, 설령 경제적으로 자립했다 해도 남편의 이해 없이는 집에서 약을 먹지 못할 것이다.

그래서 더러는 남편이나 시어머니 몰래 직장으로 한약을 가져가 복용하는 여성들도 있다. 헌데 아내가 건강해지면 그 덕은 남편과 온 가족이 보는 게 아닌가.

그러니 남편들이여, 아내도 한약 좀 지어 줍시다.

남편의 구타, 그리고 오진

"어디가 아프시죠?"
"왼쪽 가슴요."
"그래요. 언제부터 아프셨어요?"
"사흘 전요."
"어떻게 아프지요?"
"움직이면 가끔 아프고 옆으로 누워 잘 때도 아파요. 그리고 뛰지도 잘 못하겠어요."

햇병아리 의원 시절, 연거푸 오진했던 질환이 바로 남편의 구타에 의한 아내의 '타박상'이었다. 그때만 해도 30대 초반의 젊은 부인에게 아프다는 가슴 부위를 열어 보라는 주문을 할 수 없을 정도로 애송이였다. 환부를 보지도 않고 심장이 약해 나타나는 심통이나 협심증 초기 증상일 거라고 지레 짐작하고 며칠씩 약물치료를 했으니 전혀 좋아지지 않을 것은 당연했다.

용기를 내어 허락을 얻고 머뭇거리는 부인의 환부를 어색하게나마 열어 보니 그 자리엔 아직도 시퍼런 멍이 가시질 않고 있었다.
"아, 원래 타박상을 입으셨었군요."
오진한 점이 미안했다.
"예, 부딪혔어요."
"부딪힐 위치가 아닌데, 뭐에 맞으셨어요?"
"……저~어, 애들 아빠가 주먹으로 쳤어요."
어혈 푸는 약과 사혈요법을 병행 치료했더니 통증이 바로 가셨다. 그 뒤로부터 아픈 부위를 반드시 열어 보고 눌러 보는 습관이 생겼다. 그런데 아내의 맞는 부위가 어느 곳에 한정될 리 없다.
머리 부위의 두통도 오진하기 쉬운 부위이다. 환자의 호소대로 아픈 부위를 눈짐작으로만 보고 넘어가면 오진하기 십상이다. 그저 머리가 언제부터인가 아프다고 하는 말에 그런가보다 하고 맥을 짚고 두통 약을 지어 주면 절대 빨리 낫지 않을 것은 당연하다. 이 경우는 맞아서 어혈(혹)이 생긴 두통이기 때문이다.
요즘에는 자리에 앉자마자 '저, 남편에게 허리를 채였어요.' 뭐, 이런 식으로 주저 않고 이야기를 하는 분도 있지만 아직은 묻기 전엔 절대 먼저 '맞았다.'는 이야기를 하지 않는 부인들이 더 많다.
우리 나라 아내의 약 50% 이상이 남편에게 구타를 당한 경험이 있으며 그 중 20% 정도가 매주 1~2회 이상의 상습적인 구타를 당한다는 보도는 대한민국의 가정 폭력의 실상이 어느 정도인가를 가늠케 해준다고 할 수 있다.
하루는 사십대 초반의 미모의 여선생님이 대금으로 맞아 둔부로부터 양측 허벅지까지 뱀이 칭칭 감긴 듯 시커멓게 멍이 든 채로 와서 놀란 적이 있다.

어느 날은 30대 인텔리 직장 여성이 전신을 골프채로 구타당해 외음부에도 멍이 들어 잘 앉지도 못하고 턱이 부어 씹지도 못하는 것을 보고 분노를 금할 수 없던 적도 있다. 이렇듯 남편에게 구타당하는 여성들은 가슴, 머리, 팔, 다리, 어깨 등등 인체의 거의 모든 부위에 곤봉, 각목, 구두, 병, 쇠파이프, 호스와 주먹을 비롯해서 가까이서 손에 잡히는 모든 흉기로 타박상과 찰과상을 입고 찾아온다.

어혈은 어혈 푸는 약과 사혈요법(약간의 출혈요법)을 비롯한 침 치료를 받는 게 좋다는 소문이 나서인지 타박을 입은 후 한의원을 일찍 찾는 분이 많아지는 것은 바람직하지만 얼굴뿐만 아니라 은밀한 곳까지도 의도적으로 폭행하는 남편들을 보면 나도 남자인 것이 부끄러워질 때가 있다.

그러나 최근 아내에게 구타당하는 체격이 작은 남자들을 위한 대피소가 우리 나라에도 마련되고 있다는 소식을 접하면서 쓴웃음을 지을 수밖에 없었다. 필자의 체격도 왜소하기 때문이다.

폭력은 범죄행위이다. 비록 구시대적 발상인 남존여비식 사고에 물들어 있다해도 아내는 두드려 패도 좋은 샌드백이 아니다.

엄연히 살아 있는 인격체이다. 그래서 구타로 인한 육체적 멍은 시간이 가면 서서히 가실 수 있지만 마음의 멍은 잘 지워지지 않고 오래도록 남는다.

맞은 아내들의 이야기를 들어보면 때린 다음날 남편은 무릎 꿇고

빌기도 하고 각서도 쓴다. 심지어는 반성의 눈물을 흘리기도 한다. 악어의 눈물일까?

맛있는 것을 사 주기도 하고 어혈 푸는 약을 지어 주려고 같이 오기도 한다. 참 묘한 사실은 같이 온 구타한 남편들이 대기실에서는 그렇게 다정하게 군다는 점이다. 그러면 남편의 구타행위는 고쳐질 수 있을까.

어느 정신과 의사의 말을 빌어 보자.

'구타는 정신병도 아니고 상담대상도 아니다. 고쳐지리라 믿고 산다면 평생 속아 사는 것이다.'

방법엔 두 가지밖에 없다.

첫째, 이혼하는 길.

둘째, 평생 맞고 사는 길'

글쎄, 번번이 구타당해 오는 아내들을 보다 보면 어찌하랴, 그 말이 맞은 것 같기도 하니.

늙은 남편의 아름다운 간호

"아, 빨리 잡아주지 않고 뭐 혀요."

할머니가 빨리 빨리 부축하지 않는다고 할아버지께 불호령이다. 대개는 할아버지 환자를 할머니가 부축하고 오시지만 이들 노부부는 그 반대다. 체구도 자그마한 할아버지께서 할머니를 정성껏 편히 모셔 온다. 그런데도 호통은 환자인 할머니가 도맡아 하신다.

"아, 자~알 좀 신겨요."

진료가 끝나고 집에 돌아가기 위해 신발을 신을 때도 남편이 손을 넣어 신겨 주지 않으면 꾸물댄다고 이내 눈을 흘기고 부라리신다.

할머니는 온통 불평 불만이시다. 치료를 해도 빨리 안 낫는다고 불평이고 남편의 간호도 맘에 들지 않는다고 불만이다. 실은 성격적인 면도 있지만 물론 상당부분이 병 때문이긴 하다. 중풍(뇌졸중 후유증)으로 고생하시기 때문이다.

할머니가 불평을 늘어놓을 때마다 할아버지는 간호사나 나에게 비밀스럽게 눈을 찡긋거리신다. 참고 이해하라는 신호이다.

이 정도 늙어서 이렇게 지극한 남편 간호를 받기 위해선 평소 얼마나 많은 공을 남편에게 들여야 할까. 할머니 팔자가 좋아서일까. 아니면 단순히 남편의 좋은 성격 탓일까. 안 아팠을 때도 이렇게 하셨을까. 괜스레 부질없는 생각이 줄줄이 떠오른다.

'잔병에 효자 없다' 란 말도 있지 않은가.

세상이 세상인지라 아내가 남편에게 하는 간호도 길어지면 대개 불성실하게 되는 경우를 하도 많이 겪은 까닭이다. 어쨌든 일흔이 넘은 남편의 지극한 이해와 헌신적인 간호.

노년에 이런 남편의 간호를 받는 아내는 진정 행복하다.

아내가 신들렸나요?

　A부인의 병은 5년 전 무슨 일에 놀라 쓰러진 후부터 시작되었다. '머리가 빠개질 듯 아픈 두통이 며칠씩 가면서 눈이 빠져 나오는 듯하다. 또 간혹 아프지 않을 땐 멀쩡하게 언제 그랬냐는 식이다. 가슴이 뛰면서 얼굴로 열이 오르고 정신이 깜빡깜빡하면서 헛소리를 한다. 손발이 차며 떨리며 기운이 없고 입맛도 없다. 오한이 가끔씩 들고 트림이 잦으며 가슴도 답답하다. 그리고 배 전체에 압통이 있고 뒷목과 등이 뻐근하면서 아프다. 혈압은 보통이었으나 맥은 분당 84회에 활시위처럼 팽팽히 긴장되어 있었다. 그런데 꿈에 할아버지가 나타난 다음날이면 코에서 썩은 냄새가 난다.'
　증상이 두서가 없고 전신적이면서 꿈 속에 할아버지까지 등장하니까 동네 사람들이 모두 귀신들렸다고 수군댄다. 그래서 종합병원엘 여러 곳 가봤지만 모두 정상이라고 했다. 하지만 이게 어디 정상인가. 용한 무당이나 점쟁이한테 갔더니 신들렸다고 하여 굿판도 여러 번 벌였다.

내가 봐도 환자의 말하는 품새나 이야기 줄거리만 보면 영락없이 신들린 증상이다.

우스개 소리 같지만 내가 읽은 무당들의 글에 따르면 굿을 하면 두통이 나아야 하고 신들렸으면 두통 후에 뭐라도 한두 가지 신통하게 맞추는 게 있어야 하는데 이도저도 아닌 것을 보면 이 증상은 신들림하고는 거리가 멀다.

여담이지만 간혹 잘 낫지 않고 정신적으로 오락가락하는 환자를 보다 보면 환자 스스로 '내가 정말 신들린 것 아닌가요?' 하면서 묻는 경우가 종종 있다. 물론 이런 증상들이 장기화되고 증세가 깊어지면 정신과의사들이 말하는 정신분열 증세에 이를 수도 있고 심히 영적으로 허(虛)해지면 정말 말 그대로 귀신이 들 수도 있을 것이다.

아무튼 이 여인의 증상은 귀신에 걸린 게 아니다. 이런 여인들의 빠개질 듯한 두통과 터질 듯한 가슴 뜀은 장기간의 심적 고통에서 비롯되는 경우가 많다.

A부인도 머리가 터질 것 같고 가슴이 뛰어 숨이 막힐 것 같아 응급실에 가길 여러 번이다. 필자는 밤에 자다말고 숨이 끊어 질 것같이 차 오르고 호흡이 혼란해져 응급실로 실려 간다고 하는 여성환자들을 가끔 대하곤 한다.

공황장애란 병명이 곧잘 붙는 이런 환자를 보면서 동시에 느껴지는 감정은 연민의 정이다. 병원엘 가 봐도 모든 게 다 정상이다. 그래서 종종 남편을 비롯한 식구들로부터 꾀병으로 오인 받기 십상이다. 마치 거짓말로 늑대가 나타났다고 외치는 꼬마 이야기처럼 나중엔 아무도 괴로워하는 걸 믿으려 않는다. 하지만 이런 여인들의 고통은 타인은 결코 이해할 수 없을 정도로 극심하다.

결국 신경성이란 진단을 받아내곤 안정제를 먹고 잠을 자는 정도지만 어느 정도의 시간이 지나면 다시 또 응급실로 향한다. 남들이 알아주지 않지만 그것만이 관심을 폭발적으로 끄는 수단이기 때문이다. 물론 그 고통 자체는 꾀병도 아니고 장기화되면 심장, 간, 위, 장, 호르몬 계통이 모두 제대로 움직여 주질 않고 병들어 문란해진다.

이름하여 한방 고유 병명인 '화병'이다. 필자의 경험으론 이런 증상의 최종 키는 남편이 쥐고 있다. 대다수 원인 제공을 남편이 했거나 남편과 관련된 일이기 때문이다. 그 원인은 대부분 남편의 외도이다. 하늘같이 떠받들고 살던 남편의 외도를 인정하지도 부정하지도 못하는 괴로운 마음에 울화가 활활 타오르면 이미 스스로도 걷잡을 수 없게 된다.

자식이 죽으면 여인은 그 한을 가슴에 묻고 남편이 외도를 하면 그 분(忿)을 가슴에서 터뜨린다. 다만 남편이 원인인 이들 여인들의 고통은 다시 돌아오기 힘든 강을 건넌 경우가 많기 때문에 더욱 더 안타깝다. 가슴 아프게도 이혼이 임시적 약이 될 수도 있지만 이들 부부들간엔 대개 이혼도 간단치 않다. 아내는 남편이 비록 얄밉지만 이혼할 맘이 없고 남편은 아내에게 정은 없지만 사회적 체면이나 다른 어떤 이유 때문에 아직은 이혼할 상황이 아니기 때문이다. 또 사실 솔직히 바람은 피지만 아내를 버리고 싶지 않은 경우도 있다. 그래서 아내의 고통은 깊어만 간다.

남편이 묻는다.

"이 사람 지금, 귀신 들린 건가요?"

나는 진지하게 이야기를 시작했다.

"이 증상은 귀신 들린 것이 아니고요. 굳이 병명을 붙인다면 '화병'이요, '화병'. 이런 경우는 다른데서 해결 방법을 찾아선 안됩니다. 항상 남편과의 대화에서 문제를 풀어야 되지요."

그리고 나서 대개 남편이 외도를 할 때 이런 증상이 오거나 그렇지 않으면 또 다른 문제로 아내가 속을 썩을 때 이같은 증상들이 나타난다는 것을 강조했다. 아내는 손수건을 꺼내 눈물을 닦기 시작했다. 그 곁에 서 있던 남편은 잠깐 고개를 푹 숙였다. 그들이 나간 후 시아버지가 잠깐 머물렀다가 한마디 한다.

"사실은 말이유, 저 놈아가 장가 가서부터 놀음으로 몽땅 날리고 항상 속을 썩였단 말이요, 글씨."

그러나 단지 그것만이 아님은 분명했다. 아내의 하염없는 눈물 속에서 끝없이 흐르는 한을 보았기 때문이었다.

"아내의 병의 원인은 귀신이 아니라 당신이오."

남편의 등을 향해 난 이렇게 외치고 있었다.

물론 소리 없이…….

여보 먼저, 당신 먼저

요즘같이 각박한 세상을 살다보면 사실 스트레스 안 받고 피곤하지 않은 사람이 어디 있으랴. 피곤한 남편을 보는 아내는 절로 노곤해지게 마련이다. 정겨운 부부 사이에선 피로도 옮는 것 같다. 아마도 사랑 때문이리라.

하여간 접수대에 나란히 선 부부의 모습은 각양 각색이다.

"여보, 당신 빨리 접수하세요."

"아냐, 오늘은 당신이 하지 그래."

"아이, 당신 때문에 왔지 나 땜에 왔나요?"

"그래도 나는 멀쩡하잖아."

"멀쩡하긴 뭐가 그래요. 시간 가잖아요. 어서요~옹."

정말 옛날 어느 라면 광고 같이 '형님 먼저, 아우 먼저'이다. 부부간의 돈독한 애정이 넘쳐나는 아름다운 모습이다. 서로를 아끼고 사랑하는 그런 부부들을 보면 옆에서 보는 사람도 살포시 행복한 미소가 지어진다.

'여보 그럼, 우리 같이 진찰 받읍시다.' 로 결정이 나면 더더욱 금상첨화다. 하지만 자연스레 그런 대화가 스스럼없이 오갈 수 있는 부부는 그리 많지 않다. 그저 체면치레로 한마디 건네는 남편도 있다.

"이봐, 자네도 한번 진찰 받아 보고 싶어?"

한번 떠보는 냄새가 물씬 풍기는 말이다. 항상 생활이 그런지라 아내도 후딱 '고맙습니다' 하지 않는다.

'괜찮아요. 나는 안 아픈데요, 뭘.' 하고 사양한다. 그러면 남편은 '그래?' 하고는 끝이다.

그런 부부들에게서는 매사에 남성위주의 가부장적 권위주의로 가정생활이 굳어 있는 듯한 느낌을 받는다. 하긴 피곤한 빛이 역력한 아내에게 한번 인사치레나마 권해보는 남편은 그래도 최소한 상냥한 남편이다. 그렇지만 다 그렇게 아내가 눌려 있는 것만은 아니다. 지금은 바야흐로 여성 상위시대 아닌가. 아내와 자식만 약 지어 먹고 남편은 찬밥 신세인 집도 있다.

"여보, 나 요즘 힘드는데 나도 진찰 좀 받아 볼까?"

"당신은 뭐가 아프다고 난리예요? 요즘엔 별로 한 일도 없으면서."

한 가정의 실세가 누구냐는 접수대 앞에 서면 확연해진다. 먼저 보약을 먹게 되는 사람이 그 가정에서 가장 비중 있는 인물이다. 그게 남편이든, 아내든, 아이들이든간에.

용돈

남편이 경제권을 움켜쥐고 있는 가정. 그 속에서 용돈을 타 쓰는 아내는 자연히 돈이 궁하다. 돈 쓸 일은 많고 쓸 돈은 부족하고. 아내는 이리저리 머리를 굴려 비자금을 마련한다.

간혹 남편이 모처럼 '여보. 당신 고생 많지. 좋은 보약 좀 먹지, 그래.' 하고 치료비를 주면 그것도 잘라 반 값어치만 약을 짓는다.

어쩌다 남편과 같이 오는 때면 남편이 곁에 없을 때 계산을 한다. 계산 시에 남편이 다가서면 화들짝 놀라서 돈을 떨어뜨리기도 한다. 약값을 실제보다 두 배로 말했는데 남편에게 발각될까 봐 깜짝 놀란 것이다.

또 지어간 약보다도 더 많은 금액을 영수증으로 끊어 달라고 억지 부탁을 하는 여성들도 있다. 연말정산 땐 남편에게 들통날까 봐 전전긍긍하기도 한다.

간혹 남편은 지금 자기가 비싼 녹용이 들어간 약을 먹는 줄 안다면서 영수증을 두 배 세 배로 끓어 달라 통 사정을 하기도 한다.

언젠가 모임에서 차를 마실 때 동석했던 숙녀 한 분이 웃으며 한 말이 기억난다.

"남자들은 왜 모를까요. 아내가 맘만 먹으면 얼마든지 남자 모르게 돈을 마련할 수 있다는 것을……."

아내에게 용돈을 궁하게 주면 당장에는 남는 것 같아도 나중에 계산해보면 더 축이 난다던가.

우리 남편 외도할까요?

"저 선생님, 남편이 오기 전에 먼저 상담 드릴 말씀이 있는데요."
먼저 와서 남편을 기다리던 아내가 환자가 잠시 끊어진 틈을 타 머뭇거리다가 진찰실에 들어와 더듬더듬 이야기를 시작한다.
"예, 이야기해 보시죠."
"대기실에 있는 '성, 그리고 화목한 부부'라는 선생님이 쓰신 소책자를 잠깐 읽었는데요. 저희 집 분위기와는 너무 달라서 상담 좀 하려고 용기 내어 들어왔어요."
우리 집 대기실에는 내가 직접 쓴 여러 종류의 질병 안내 파일과 치료 안내서들이 진열되어 있는데 그 중 남성들만을 대상으로 성교육 강연한 것을 수록한 책자를 보고 들어 온 것 같았다.
"아, 예. 그거요. 그거와 똑같을 필요는 없지요. 물론 앞으로 그렇게 되어야 보다 행복한 부부생활이라고 생각합니다만. 아직 대부분의 부부가 그런 수준까지는 아니니까요."

"제가 가끔 친구들과 만나면 친구들 성생활 이야기를 듣는데요. 우리 남편은 너무 딴판이에요."

"혹시 친구분들 남편이 모두 변강쇠인 양 떠벌리는 소리를 들은 모양인데 실제로 많은 남성들은 그렇지 못하기 때문에 그런 말에 실망하실 필요는 없지요."

"하지만 우리는 심각해요. 아니 저만 속이 상해요. 옆에서 이야기를 듣고 잡지도 보고 하면 그게 아닌데 사실 저는 너무 성적으로 만족하지 못하고 있어요."

처음 이야기 시작할 때 부끄러움 때문에 생긴 얼굴 홍조가 서서히 가시기 시작하면서 속마음에 감춰둔 고민들이 하나씩 적나라하게 드러나기 시작한다.

"혹시 남자들이 밖에서 외도를 하면 그런가요?"

"뭐가요?"

"우리 남편은 저를 별로 원하지도 않아요. 한 달에 많아야 한두 번 정도 관계를 가질 따름이거든요. 밖에서 바람을 피면 그런다던데 정말인가요?"

"아니 꼭 그런 건 아니예요. 하지만 접객업소에 근무하는 한국여성들이 2백만에 육박한다지요? 그 여성들이 굶지 않는 걸 보면 그쯤 되는 남성들이 흔하게 외도를 하고 있다는 것이 현실 아닙니까. 하지만 그 외도를 한 남성 중 상당수가 그걸 감추기 위해 집에서 와서는 아내를 다시 한번 더 극진히 사랑해 준다는 이야기를 흔히 듣습니다. 그러니 이혼을 전제로 하지 않은 부부 사이에서는 외도 때문에 아내를 쳐다보지 않는 경우가 오히려 드물다고 할 수 있지요. 그것보다는 남편이 사회생활이나 직장 일로 너무 지쳐 있거나 성 기능이 약해져서 성욕이 일시 감퇴된 때문인 경우가 더 많습니다."
"하지만 우리 남편은 좀 심해요. 관계를 시작해도 대부분 금시 끝내거든요. 피곤하다면서."
"그럼 남편께서 조루라는 거예요?"
"예, 딱 5초예요. 항상 혼자만 즐겨요."
"금방 끝날 때 사정은 있나요?"
"없는 때도 있는 것 같아요."
"일단 남편이 너무 피곤해서 그런 것 같군요."
"그럴까요? 그래도요, 이제는 제가 그런 생활에 절대 만족할 수 없는데 어떡하죠? 제가 전에는 그렇지 않았는데 요즘에는 이런 생활이 지속돼서는 안 된다는 생각이 강하게 들거든요. 남편은 한 달에 한두 번, 그것도 혼자만 만족하지 저는 아랑곳하지 않아요."
"일단 지금 하는 치료를 마친 후에 성 기능을 정상화하는 치료를 해야겠군요. 사실 이야기대로라면 남편 분의 요즘 건강 상태로는 성 이야기만 나와도 짜증을 낼 정도라고 보이는데요."
"그래요. 잠자리에서 성 관계에 대해 이런 저런 이야기를 하면 화를 벌컥 내요. "네가 무슨 창녀냐"고…… 우리 남편이 결벽증이 있는 것 같아요."
"몸이 아프고 피곤하면 한 달에 한번도 생각이 안 난다는 직장인들도 많이 있습니다. 그런 상태가 건강하다는 것은 아니고 단지 심신의 과로만으로도 성욕은 감퇴되고 성기능은 감퇴된다는 겁니다. 남편은 지금 그런 상태니까 몸이 건강해지면 자연히 성욕이란 본능이 잠을 깰 겁니다. 그런 후에 예를 들면 제가 쓴 '한방 성의학' 같은 성 교육서를 침대 머리맡에 가져다 놓으세요. 남편 같은 분에게는 아내가 자꾸 성에 대해 강의하고 강요하면 역효과입니다. 어쩌다 스스로 책을 보게 되면 그때부터 남편의 생각이 달라질 겁니다."

삼십대 중반의 부인은 이제 남편을 좀 이해한 것 같았다.

여성은 대개 결혼 초엔 아무 것도 느끼지 못하다가 삼십대를 지나면서 성에 눈을 뜨게 된다. 헌데 남성들은 나이가 들면 더욱 더 일방통행적인 성행위만을 고집하는 경향이 있다. 아내도 잠자리만 하면 언제나 오르가슴을 얻는 줄로 착각하고 있다.

"필요하다면 댁의 남편도 성교육을 받아야 할지 모르겠군요."

부인은 이제 부끄러운 기색이 완전히 없어진 것 같았다. 또 모처럼 용기를 내어 꺼낸 말이 무시당하지 않고 제대로 대화가 이뤄진 데 대해 안도하는 모습이었다.

아, 남편들이 이런 아내들의 말못할 고민들을 좀 알아야 할 텐데……

간호사가 부인의 남편이 방금 도착했다고 전했다. 곧이어 피곤에 찌든 수척한 모습의 남편이 진찰실로 힘없이 걸어 들어 왔다. 아무래도 이제 바야흐로 성에 눈 뜬 아내를 따라 잡으려면 이 남편, 고생깨나 하겠다.

꼬맹이의 관찰력

"이야, 키티 슬리퍼다."

5살 원형이는 원장실 탁자 밑에 신겨진 원장의 슬리퍼를 손가락으로 가리키면서 의자에 앉기도 전에 마치 보물이나 발견한 듯 좋아한다.

자기를 진찰해 줄 원장이 그런 신발을 신었다는 것을 희한해 하는 아이도 있다. 그런 관찰은 주로 초등학교 1~2학년 이하 유치원 어린이들에게서 많이 본다.

"키키—킥, 고추다. 고추."

여섯 살배기 민지가 입을 막고 킥킥댄다. 가리키는 곳을 보니 벽에 붙인 어린이 안마 그림인데 모델로 그려진 어린이의 몸 중앙부에 시늉만 나도록 작게 그려진 남자아이의 고추가 있다.

키를 재다 말고 내려온 근주가 '다시 재야 해.' 하며 다시 올라간다.

"왜 그래? 잘 재겼는데……."
"아니, 여자로 쟀거든요."
하면서 체중계 스위치를 바꾼다.

사실 초등학교 4~5학년 어린이까지는 비만도가 성인과 달리 계산되므로 스위치를 남녀에 따라 바꿀 필요가 없다. 성인들에게선 그런 관심이 전무한데 작은 꼬마들에겐 스위치 양쪽에 그려진 약 5밀리미터 크기의 잘 보이지도 않는 남녀 아이콘이 어찌 그리 쏙쏙 그들의 눈망울에 잡히는지 신통하기도 하다.

아이들의 관찰력은 어른들의 그것보다 몇 배나 강하다.

어른들 눈엔 잘 잡히지 않는 세밀하고 은밀한 것들이 아이들 눈에는 감추어질 수 없고 그대로 노출되고야 만다. 어린이는 자연계 최고의 관찰자이다.

손을 찢는 아이들

"으~아악……."

찢어지는 듯한 비명소리와 함께 어린아이의 깨지는 듯한 울음소리가 좁은 대기실을 갈라놓는다. 황급히 뛰쳐나가 본다. 오늘도 또한 아이의 손가락이 문틈에 끼어 부상을 당했다.

개원한 지 얼마 안 되어 처음 시작된 아이들의 손가락 부상이 잊을 만하면 한번씩 다시 반복되었다. 엄마나 아빠가 문을 열고 들어오면 뒤따라 어린아이들이 들어온다. 그런데 이상하게도 현관문틀 가장자리를 손으로 만지며 들어오는데 부모가 열어 놓았던 한쪽 문이 저절로 닫히면서 두꺼운 유리로 된 현관문과 사이의 좁은 틈바구니에 그만 손가락이 끼이곤 하는 것이다.

'어른들이 조심해야 하는데…… 어린이 먼저 들여보낸 후 부모가 들어오면 될 텐데……' 하는 생각을 해보지만 그건 내 생각일 뿐 계속 그런 불상사가 반복되었다.

'어린이 손 조심'이란 빨간 글씨의 경고문을 문 중앙에 부착했는데도 별로 도움이 안 되었다. 물론 아이들이 그 글에 관심을 기울일 리도 만무했다.

그러던 어느 날 그 날카로운 비명과 연이은 울음소리가 나는데 그 소리가 귀에 무척 익었다. 뛰어 나가보니 우리 고명딸 호영이 아닌가. 손톱 밑에 퍼런 멍을 주사 바늘로 뚫어 배출시키려고 하자 겁이 많은 녀석은 한바탕 울면서 몸서리를 쳤다. 그날 저녁부터 열이 펄펄 끓으면서 얼굴을 비롯한 전신에 두드러기가 돋으며 몸살이 나서 결국은 이틀이나 학교에 결석을 하고 말았다. 새끼손가락의 손톱이 꺼멓게 변해 빠져 나올 때까지 호영이는 손가락을 아파 하면서도 그 손톱이 빠지면 다시 나지 않을까 노심초사했다. 그런 아이를 보면서 며칠 동안 가슴이 아팠다.

단지 딸애가 다쳐서만이 아니고 나의 불찰이 가져오는 결과들이 반복되도록 방치한 책임이 통감되어서였다. 좀더 안전한 시설을 해야 할 의무를 망각한 원장은 좀더 당해도 마땅하리라 생각됐다.

그래서 그 뒤 이사한 한의원에선 그런 뼈저린 경험을 교훈 삼아 아예 아이들 손 닿는 부분의 안쪽 가장자리를 5cm×100cm 정도 깎아냈더니 그 이후론 문 앞에서 우는 애들이 사라졌다. 때때로 문이 안쪽으로 이상하게 깎인 이유를 몰라 고개를 갸우뚱하며 문 앞에 서 있는 어른들을 보는 것도 재미있었다.

아무튼 부족한 원장 때문에 그 때 다친 몇몇 어린이들에게 이 자리를 빌어 진심으로 사과 드린다.

천진한 아이들

"으앙~"

두 살 된 성희가 들어오자마자 실컷 울어대더니 진찰이 끝나기도 전에 그만 깜빡 잠이 든다. 아이 사랑하는 법을 뒤늦게 터득한 사람인지라 아이 진찰하는 법도 늦게 터지는 것 같다.

총각 때는 '어떻게 아빠 노릇을 해야 하나' 하고 걱정했었다.

우리 애를 낳은 다음엔 기쁨도 컸지만 아빠가 된 것에 대한 막연한 작은 두려움도 있었다. 하지만 하루 하루 늘어만 가는 아기의 재롱을 그저 쳐다만 봐도 아빠로서의 사랑의 기술도 자연스레 저절로 새록새록 쌓여져 가는 것을 그땐 미처 몰랐다.

때문에 소아과 의사들이 울며불며 천방지축인 아이들을 어떻게 하루 종일 보나 하고 의아해 하던 때도 있었다. 그러나 이제 아이를 보는 것이 어느덧 자연스럽다.

어느 아이에게나 사랑스런 모습이 깊이 감추어져 있다는 것을 역시 뒤늦게 발견하고 있다고나 할까.
"배가 아프니까 찬 음식 하고 밀가루 음식은 피해야 돼요. 알았지요?"
"근데 과자는 괜찮죠?"
"왜?"
"차지 않으니까요."
"그것도 밀가루 음식인데?"
"그럼 호떡은 먹어도 되지요?"
"호떡은 왜?"
"호떡은 뜨끈뜨끈하잖아요."
네 살배기 영훈이는 참 기특하게도 말을 잘한다. 그런 영훈이에게 음식을 가려 먹으라고 하는 것이 괜스레 미안스럽다.
한글이는 세 살이다. 언제나 밖에서 뭘 먹다가 들어온다.
"아찌도 먹어."
"조금인데 너 혼자나 먹지 그래."
"그래도 아찌 먹어."
진료 원탁 위에 오늘도 감자깡 두 서너 개가 얹혀진다.
"드세요, 해야지."
엄마가 타이르지만 갑자기 말을 바꾸는 것은 그리 쉽지 않은 듯하다.
"먹어, 먹어."
바로 집어들지 않자 이제는 자기 손으로 집어 내 입 쪽으로 디밀면서 달려든다. 빨리 진료를 시작하기 위해 한 입이라도 먹는 시늉을 해야 할 모양이다.

그만 오랄 때까지 다닐 테니까

"나 같은 사람은 도대체 몇 달이나 치료해야 낫는다요? 나 같은 병이 어디 금세 낫갔소. 오래 걸릴지 알은 게로 여섯 달이면 여섯 달, 1년이면 1년, 그만 오랄 때까지 다닐 테니까 얼마나 걸리겠는지 이야그나 좀 해 보쇼오."

얼마나 이해심이 많은 환자인가. 하지만 그 말에 감동하기는 아직 이르다. 이런 질문을 하는 환자들은 수없이 많은 의원을 전전하며 다닌 소위 메디컬 쇼핑 환자이다.

소심형 환자보다 한술 더 뜬 지능형이며 유도심문형이다.

몇 달, 몇 년이라도 다니겠다고 말은 하지만 2주 이상 걸린다고 하면 진료실을 나가서 곧바로 줄행랑을 친다. 이같은 질문을 하는 손님들이 필요로 하는 대답은 학술적인 해박한 설명도 아니고 무식한 정도의 장담도 아니다.

단지 '짧은 기간 안에 치유를 약속하는 대답'을 원한다.

예컨대 '이 약 10일분만 먹으면 깨끗이 나을 것이요.' 라는 등의 말. 하지만 이런 말로 의사를 떠보는 환자는 거의 한 번 이상 한의원을 찾지 않는다.

오늘은 우리 한의원에 왔지만 내일은 아마도 다른 병원의 문을 두드리고 있을 것이다.

어디 이런 환자들의 증상이 하루 이틀 된 병이고 한두 주일에 나을 병이던가. 금세 낫는다고 사기(?)쳐야 붙어 있을 이같은 손님들이 오면 이 손님은 이미 내 손님이 아니구나 하는 생각부터 드는 것은 어쩔 수 없는 일이다. 그것도 수많은 소중한 임상경험 중 하나이기에.

꾸지람 좀 부드럽게 해주셨으면

의료도 이제 서비스 산업이다. 프로다운 서비스 정신은 바로 손님들께 사소한 실수라도 하지 않는 것이다.
"나, 침 안 맞을 거야!"
75세 된 Y할머님이 갑자기 침대에서 벌떡 일어났다.
"이런 법이 어디 있나. 나 말야, 늙었다고 이렇게 대접하나 본데 정말 기분 나빠. 내가 제일 먼저 왔잖아. 근데 이럴 수 있어. 이렇게 엉터리로 일을 할 수 있어?"
나도 당황했고 옆에 섰던 간호사도 어쩔 줄 몰라 한다.
"미안합니다. 잘못했어요."
"소용없어. 나 침 안 맞을 거야."
부릅뜬 눈을 한 할머니에겐 사과도 소용없었다.
"할머니, 앞으로 그런 일 없도록 하겠습니다. 정말 미안합니다."
가까스로 무마하여 침은 놔 드렸다.

침 치료는 여러 명을 침 치료 침대에 차례로 누인 후에 이어서 시침(침을 놓는 것)한다. 따라서 치료도 거의 같이 끝나므로 발침(침을 빼는 것)도 같은 시간대에 하게 된다. 그러나 할머니는 첫 번째 베드가 아니고 4번째 베드로 들어가게 됐다는 것이 속이 상한 것이다.

실은 2주전에 다른 할머니에게서도 비슷한 일이 있었다.

이 날은 전날 밤샘 원고를 쓴 탓에 늦잠을 자서 진료 시작이 십분 정도 늦어졌다. 그런데 시골에서 너무 일찍 올라와 진료시작을 기다리던 한 할머니가 그만 화가 나 버린 것이다.

"아니, 사람을 한 시간 반씩이나 늦게 치료해 주는 법이 어디 있소? 이른 아침부터 기다리는 사람을 생각해 줘야지, 아침에 갈 곳도 못 가고 계획이 다 틀어져 버렸으니 어떻게 할 거요?"

화가 나신 할머니의 큰 소리에 진땀이 났다.

작은 실수라도 요즘 소비자들은 바로 불편해 하고 즉석에서 지적을 한다. 서비스 개선을 위해 바람직한 현상이다. 다만, 같은 꾸지람이라도 좀 부드럽게 해주었으면……

나 같은 환자가 쌔버렸응께

"의원님, 나만 나아보시라요. 우리 동네만도 나 같은 환자가 쌔버렸응께, 나만 나아 놓면 다 몰려 올 것이구먼요. 지금, 다들 나 낫는 것만 보고 있시라요. 내가 낫기만 하면 내가 온 동네방네 다 소문 내 줄 것이랑께요."

막 한의대를 졸업하고 한의사가 된 초보 땐 이런 말에 제법 솔깃해진 적이 있었다. 정말 이런 환자 몇만 보면 금방 유명해질 것 같은 착각이 들기도 했다. 그 중에서는 자칭 선전부장을 맡겠다는 환자도 있었다.

그러나 단지 이같은 말들이 의지할 데 하나 없는 삭막한 의료환경 속에서 좀더 배려 받는 가운데 치료 받길 원하는 일부 환자 분들의 단순한 꾀라는 것을 알아차리는 데는 그리 오랜 시간이 필요하진 않았다.

왜냐면 그런 분들치고 특별대접(?)만 받았지 '함흥차사' 아닌 경우가 없었기 때문이다.
　환자 딴에는 이런 말로 의사의 환심을 사 놓으면 의사가 더 잘 봐 줄 것이라는 생각이겠지만 듣는 쪽에서는 실은 고맙다기보다는 좀 피곤한 편에 속한다.
　정작 소문을 내주는 분은 조용히 왔다가 조용히 가시는 분들 중에 많다. 이런 폼 나는 말하면서 소문내 주는 사람, 정말 아직 본 적이 없다. 그렇더라도 주로 시골 양반들에게서 심심찮게 듣는 이 말에 대해 기분 나쁜 감정이 드는 것은 아니다.
　다만 그 속마음을 아는 고로 입가에 짧은 미소만 스칠 따름이다.

멀리서 왔어요

"멀리서 왔어요. 잘 봐 주세요."
"아, 그래요? 어디신데요?"

멀리서 왔다는 분들 중엔 서울은 물론 제주도나 강원도에서 온 손님도 있지만 한의원이 있는 주월동을 한두 개 정도 벗어난 동네에서 사는 이도 있다. 그런데 실은 마음 먹고 아주 멀리서 온 손님들은 이 말을 별로 하지 않는다.

대부분 코앞에 다른 한의원이 있는데도 불구하고 버스를 몇 정거장 타고 왔다는 것을 밝히고 싶어하는 분들이 즐겨 쓰는 표현이다.

이럴 때 '멀리서 왔다'는 의미는 '내가 이 한의원에 특별히 왔으니 신경 좀 더 써 달라'는 의사 표시인 셈이다. 흔히 듣는 말 중에 또 다른 말은 '서울에서 왔어요.'이다.

이때의 '서울'은 서울과 서울 인근 분당, 일산, 수원, 안양, 부천, 의정부 등 경기도 소재 신도시 지역에서 온 분들이 주로 쓰는 표현이다.

아마도 멀리서 왔다는 생각과 수도권에 거주한다는 자부심이 그런 말로 나타나는 것이 아닌가 싶다.

"아! 그러세요? 신경 써서 잘 봐 드리겠습니다,"

이런 땐 이렇게 응답하는 것이 멀리서 오신 분에 대한 매너이다.

불성실한 의원

청소년 월드컵에서 우리 나라가 세계 4강에 오르면서 축구 붐이 최고조에 달하던 당시 조카를 데리고 L소아과에 간 적이 있었다. 한창 잘 되던 소아과 의원이었고 개원한 지 몇 년만에 새로 신축을 하여 이전한 지 얼마 되지 않은 때였다.

조카 차례가 되었다. 잘 나가는 의원은 다 그런 것일까, 간호 조무사가 질문을 하고 의사는 청진기를 계속 귀에 꽂고서 말을 잃어버린 채 오뚝이처럼 앉아만 있다.

"감기 들었어요?"

"예."

간호 조무사와 단 한 토막 대화를 하는 사이, 이 의사 귀에 과연 내 말이 들릴까 하는 의문이 생겼다. 여러 아이들의 울음소리와 떠드는 소리가 한데 어우러져 너무도 소란스러웠기 때문이기도 했지만 문제는 그게 아니었다.

의사의 눈은 조카로 향해져 있는 것이 아니라 진료 테이블 맞은편 수족관 위에 얹혀진 TV를 뚫어져라 주시하고 있었다. 청진기만 무의식적으로 아이의 가슴을 누빌 뿐 분명 그의 눈과 생각은 딴 곳을 헤매고 있었다.

TV 화면에서는 한창 청소년 월드컵 경기가 진행 중이었다.

'이런 괘씸한 사람 같으니라고!' 하는 소리가 불쑥 입에서 튀어나오려고 했다.

L원장은 흘깃흘깃 TV를 올려다 보면서 한마디 대화도 없이, 진찰 시작 일이 분도 안되어 쓱쓱 처방을 시작했기 때문이었다.

다급해진 나는 큰 소리로 말했다.

"기침은 없고 귀가 아파요."

들리는지 마는지 이미 끝난 처방전을 들고 벌써 간호조무사 아가씨는 조제실을 향해 저만치 가고 있었다.

이런 모습은 환자들이 제일 싫어하는 의원의 모습 중 하나일 것이다. 하지만 그런 말을 하는 나도 순간 순간 그런 모습을 보이지 않았다고 장담할 수 없기에 아찔한 생각이 든다.

의료는 생명을 대하는 경외의 현장이며 의료인은 친절과 성실로 손님을 받들어야 한다고 다시 한번 되뇌어 본다.

오만한 의원

학생 때 일이다. 시험 기간인데 기침이 좀처럼 멎지 않고 계속 나왔다.

당시 한약을 달여 먹을 상황이 아니어서 시내에서 유명하다는 J 모 내과에 갔다. 이윽고 이름이 호명되어 진료실에 들어가 진찰 의자에 앉았다. 옆에 서 있던 간호조무사가 물었다.

"어디가 아프세요?"

"기침을 하는데요."

"옷을 올려 보세요.'

옷을 가슴 위로 들어 올렸다.

귀에 청진기를 꽂은 채 앉아있던 의사가 쓱쓱 몇 군데 청진기를 대 본다.

"됐어요."

"예?"

"이제 다 됐으니 가서 주사 맞으시라구요."

1분이 채 될까말까한 사이지만 그 유명하다는 의사는 귀에 청진기를 박은 채 묵덕보살처럼 앉아서 소처럼 눈만 끔뻑이며 청진기만 대고 있었고 농아마냥 한 마디도 하지 않았다. 마치 간호 조무사에게 진찰을 받은 기분이었다. 마치 밥을 우거지로 먹는 사람처럼 진료가 귀찮아 못 견디겠다는 J원장의 얼굴 표정은 거부감을 일으키기에 충분했다.

자기 일을 그렇게 마지못해 하는 사람은 행복한 사람이 아니다. 그래서 개인적으로 안쓰럽다는 생각도 조금 들었다. 하지만 그때 당한 언짢은 진료경험은 오늘도 수시로 나의 진찰하는 태도를 돌아보게 해 주고 있다.

장담 좀 해보랑께요

"못 나서도 조응께로 금방 낫는다고 장담 좀 해보랑께요."

오늘도 어느 시골 아주머니가 진료 탁자 앞에 내 뱉은 푸념이다.

자세히 진찰하고 자상하게 설명을 해드렸지만 중풍이 와서 2년째 접어든 이 아주머니는 확실히 얼마를 더 치료해야 다 낫는지만 듣고 싶어했고 심한 후유증이 있는 그 분에게 나는 이미 설명 드린 방법대로 최선을 다할 수밖에 없노라고 말해 줄 따름이었다.

들었던 소문(?)과는 달리 시원찮았던지 이 아주머니는 시무룩히 앉아 있다가 그냥 돌아가고 말았다.

어떻게 보면 한국의 의료인은 외국에 비해 아직도 요순시대에 살고 있다. 환자 스스로 '못 나아도 좋다. 금방 낫는다고 사기(허튼 장담) 좀 쳐다오.' 라고 의원에게 청탁하는 나라가 도대체 우리 말고 또 어느 나라에 있을까.

외국에선 의사가 '한 달만 치료하면 낫게 해주겠소.' 하면 환자는 군말 없이 한 달을 치료한 후 차도가 없으면 즉각 손해배상을 청구하기도 한다고 한다.

  흔히 무자격자일수록 모든 병을 무조건 '열흘만 먹어 보시오.' '한 달만 치료 받으면 완치시켜 주겠소.' 하고 슬쩍 꼬인 다음 복약을 유도하는 예가 많다. 사실 많은 환자를 치료할수록 그 병에 대해 모르는 것이 더 많아지고 그 어떤 질환이라도 100% 치료율은 없음을 실감한다.

  자기 병이 무슨 병인지도 모르면서 며칠만에 완치시켜준다고 장담만 하면 그 사람(돌팔이든 의원이든)에게 몸을 맡기겠다는 생각은 매우 위험하고 순진한 발상이다. 비록 '물에 빠진 사람은 지푸라기라도 잡는다'고 하지만 그래서 돈 버리고 몸 버리고 적절한 치료 시간을 놓치는 사람이 의외로 많다.

  다급할수록 의원의 말을 다그치지 말고 차분히 경청한 후 어떤 치료를 선택할지 결정하는 것이 순서이다.

  인천 어느 교회 목사님의 설교 말씀 중 한 구절이 생각난다.

  "절대 병을 장담하는 의사에게 가지 마라. 병을 많이 치료한 권위자일수록 '치료해 봅시다.' 하지 '내가 금방 나아 주겠다' 라는 말은 하지 않는다."

  소심한 의원에겐 다소 위안이 가는 말씀이다.

껌 한 통의 보답

고등학교 시절 건강이 악화되어 갑자기 눈이 나빠졌던 나는 군산의 모 안과에 자주 다닌 적이 있었다. 그런데 하루는 가슴이 뭉클해져 오는 광경을 목격하고 병을 치료해 주는 일이야말로 정말 보람된 일임을 확인할 수 있었다. 그것이 내 마음속에 작은 감동으로 여운이 남아 후에 의료인이 되기로 마음 한 동기가 되었다.

어느 날 오십이 좀 지난 듯한, 그러나 벌써 초로의 주름이 이마 위에 깊게 패인 검게 그을린 얼굴의 농부 내외가 볏짚으로 엮은 계란 한 꾸러미를 원장에게 건네며 고개를 숙여 '치료'에 대한 감사 표시를 하고 있었다.

원장은 바쁜 진료 중에도 환하게 웃으며 고맙다는 인사를 했고 농부 부부는 원장의 반가운 인사에 마냥 기쁜 표정이었다.

티없이 맑고 순수한 한 농부의 선물.

병원 원장에게 드리는 계란 한 줄.

그야말로 마음의 정표이리라.

흔히 주변에서 인사치레를 하려는 분들 가운데 '아유 고마운 맘은 이를 데 없지만 하찮은 것 선물할 수도 없고……' 라거나 또는 '작은 거 선물하면 욕먹을 것 같아 차마 못하겠어요.' 라고 하는 소리를 종종 듣는다.

계란 한 꾸러미.

'이걸 받으면 혹시나 너무 약소해 원장이 치사하다고 욕하지나 않을까.'

'너무 싼 걸 가져왔다 비웃지나 않을까.'

그런 생각이 혹시 들지나 않았을까. 하지만 그런 걸 염려하고 계산해볼 정도로 세련되지 못한, 그래서 오염되지 않은 무공해 마음.

'아! 나도 저런 선물을 한번 받아 보고 싶다' 는 생각이 불현듯 솟아올랐다.

80년대 중반 원광대학교부속 광주한방병원에 진료 교수로 재직할 때였다. 지금은 그런 사람들이 거의 사라졌지만 그때만 해도 도심에 걸인들이 간간이 지나치곤 했었다.

어느 날 진료실에 들어온 환자는 여러 층의 누더기를 덕지덕지 층층이 꿰매어 맞춘 전통적(?)인 거지 차림의 할머니였다. 그 할머니만 오면 고약한 시궁창 냄새가 온 진료실을 가득 메웠다. 또 아프다는 데도 한두 곳이 아니라 거의 전신적이었기 때문에 침 놓는 시간도 오래 걸리고 침대 시트마저 지저분해지기 일쑤였다.

하지만 이런저런 불편함을 내색도 할 수 없었고 또 신분이 확실한 걸인인지라 치료비를 내라 할 수도 없고 해서 그냥 나을 때까지

무료진료를 해 주었다.

그 뒤 얼마를 지났을까. 하루는 광주에서 가장 번화가인 충장로를 지나고 있는데 누군가 멀리서 "선~상님!" 하고 여러 차례 부르는 소리가 있어 뒤돌아 봤다. 바로 그 걸인 할머니셨다. 눈도 좋으시지 사람들도 우글우글한데 멀리서 어찌 알아보고 부를까.

아무튼 반색을 한 얼굴로 뒤뚱뒤뚱 오리걸음으로 달려 온 그 할머니는 내 손을 덥석 잡더니 손에 무언가를 쥐어 준 다음 아무 말도 없이 총총히 인파 속으로 사라져 갔다. 갑자기 당한 일이라 잠깐 동안 멍하니 그 할머니의 뒷모습만을 바라보던 나는 천천히 손을 펴 보았다.

손안엔 '스피아민트 껌' 한 통이 있었다. 그 할머니가 거리에서 껌팔이를 하고 생계를 유지하고 계셨던 것을 그제야 알았다.

하지만 여러 사람의 이목이 나에게로 쏠리고 걸인 할머니가 말은 없어도 하도 만남을 반기는 통에 부끄럽기도 하여 얼굴이 잠시 달아올라 화끈거렸다.

그러나 그것은 잠시, 곧 뿌듯한 정에 가슴이 뭉클해지면서 기분이 솜털처럼 가벼워짐을 느낄 수 있었다. 그리고 내 마음은 이렇게 중얼거리고 있었다. '할머니, 뭐 이런 걸 다 주세요. 갖다 팔지 않으시고…… 하지만 정말 고맙습니다.' 그 날의 피로는 그걸로 다 풀려 버렸다.

그 뒤로도 여러 차례 그 거리를 지나다가 그 할머니께서 쥐어 주시는 껌 한 통씩을 얻어 먹을 수 있었다. 간혹 껌 값이라고 돈을 드리려 하면 고개를 설레설레 흔들며 절대 사양하시는 의리(?)있는 할머니에게 친척 같은 정도 느낄 수 있었다.
 그런데 어느 때부터인가 그 할머니를 충장로 거리에서 볼 수 없게 되었을 때, 한동안은 그곳에 갈 때마다 가을비 같은 우중충하고도 을씨년스러움이 마음 한구석에 찾아오곤 했었다.
 그 때 받은 그 스피아민트 껌 한 통은 내가 받은 가장 소중한 선물 가운데 하나이다.

수련의 처방

광주에 있는 원광대 부속 한방병원에서 수련의 생활을 시작한 지 얼마 되지 않은 시절, 당시 필자는 은사이시며 병원장이셨던 박호식 박사님이 강의 등으로 자리를 비우게 되면 대신 환자를 진료하곤 했다.

병원장님의 환자이니만큼 최선의 성의와 친절로 진료를 했다.

하지만 간혹 그 다음 날 호출당하는 경우가 있었다. 그 이유는 '병원장님 처방을 뚜렷한 이유 없이 바꾼 죄'였다. 환자들이 고자질(?)을 한 것이다.

"약 맛이 확 달라졌더라구요. 수련의가 그렇게 처방을 맘대로 바꾼 모양이에요."

"원장님 약 먹는 동안은 내동 좋았는데 그 약을 몇 첩 먹자마자 머리도 띵해지고 소화도 더 안되고 컨디션이 훨씬 더 나빠졌어요."

그러니 문책 사유가 충분히 된다. 하지만 증거가 있다. 원장님의 처방을 그대로 베낀 동일한 처방전이 남아 있는 것이다.

같은 처방이라도 수련의가 내면 약효는커녕 부작용이 나고 원장이 내면 좋은 치료 효과가 나는 법.

그것이 소위 전형적인 플라세보 (위약효과;효과가 없는 약도 효력 있는 약이라 믿고 먹으면 일정 정도의 치료 효과가 나타나는 것) 효과이다. 물론 수련의 처방엔 역효과가 적용되었지만.

병원장님은 그 때마다 껄걸 웃으시면서 '이봐, 최선생. 나중에 원장 되어 봐. 다 그런 거야.' 하시곤 했다. 그러고서 처방이 달라져서 부작용이 났다는 그들에게 병원장님은 다시 똑같은 처방을 낸다.

환자들은 그 때서야 만족스러워하며 약을 복용한다.

당연히 다음 번 내원하여 이렇게 말한다.

"원장님, 역시 원장님 처방이 좋군요. 다시 좋아졌습니다."

그땐 무조건 빨리 원장이 되고 싶었다.

황토 구두

'마누라 없이는 살아도 장화 없이는 못산다.'
 어릴 적 고향 땅 황등의 남정네들에게서 자주 회자되던 푸념이었다. 비가 오기 시작하면 언제나 그 땅은 곧바로 뻘건 죽을 쑤었다. 한번 질펀해진 땅은 물도 잘 빠지지 않아 3~4일씩은 드러난 땅 모두가 온통 진흙범벅 같았다.
 약 30~40년 전 그 곳엔 겨우 소나무 몇 그루씩 듬성듬성 나 있는 나지막하고 올망졸망한 야산(언덕?)이 수없이 많아서 이곳 저곳 수시로 개간하여 고구마밭을 만들곤 했다. 그런데 처음 야산을 개간하고 나면 모두 거름기란 조금도 없는 토박하고 척박한 붉은 빛 나는 벌건 황토였다. 물론 야산 사이 사이에 구불구불 나 있는 논길이나 밭길 산길도 모두 같은 벌건 황토 토질일 수밖에.
 초등학교 시절 무척이나 소심했던 나는 비 오는 날을 상당히 싫어했다. 비만 조금 와도 벌건 빛이 도는 팥죽 같은 황토 진흙탕이

며칠씩 지속되는 등하교 길은 이만저만한 스트레스가 아니었다.

그리고 그땐 어찌 그리도 비가 자주 왔던지…….

그 당시만 해도 주위에선 검정 고무신을 대부분 신었었는데 나는 어머님의 배려로 흰 운동화만을 신었던 기억이 난다. 그래서 흰 운동화에 진흙이 묻지 않고 바지에도 진흙탕이 튀지 않도록 좀더 고슬고슬 마른땅을 찾아 한 걸음 한 걸음씩 발자국을 떼었는데 여간 힘든 작업이 아니었다. 따라서 평소엔 초등학교까지 약 30분 정도 걸리던 길이 비만 오면 40~50분은 족히 더 걸렸다.

사람들이 지나간 우묵우묵 패인 발자국마다 물이 고여 있었고 소달구지가 지나간 철도 레일 같은 긴 고랑도 끝없이 나 있어서 그걸 모두 피해 조심스럽게 앞으로 전진하는 모습을 보았다면 마치 지뢰밭에나 들어가지 않았을까 하는 착각을 일으킬 수도 있었으리라. 그런 노력 덕분에 오후에 집에 돌아오면 마루 밑 토방 위에 나란히 놓여진 진흙 뒤덮인 동생들의 신발과 크게 대조되곤 했다. 내 신발만은 마치 하루 동안 아무런 외출도 하지 않은 것처럼 하얀 모습으로 너스레를 떨고 있었다.

세월이 가고 드디어 나도 구두를 신게 되었다. 바야흐로 대학에 들어갔기 때문이다. 하지만 길은 아직도 여전히 황토 범벅이었다. 생각이 복잡해지고 조심성은 초등학교 때보다도 오히려 줄어들어서일까? 그저 저벅저벅 진흙탕을 헤집고 구두는 안중에도 없는 듯 쑥쑥 걸어나가는 나를 보면서 스스로도 가끔씩 의아할 때가 있었다. 왜 이렇게 바뀌었을까 하고.

대학에 들어가면서 나는 건강이 악화되어 휴학을 하길 바랐지만 여건이 허락하질 않았다. 그런터라 다른데 정신 쓸 여력이 없어서 시간 있으면 책 보고 쉬고 자고 하는 단순한 생활만 반복하곤 했다. 그리고 또한 별로 꾸며 봐야 여학생들 눈에 띌 만한 멋진 남자가 아니란 이른 자각(?) 때문에 외모에 별 신경을 쓰지 않았던 것 같다. 그래서 한의대 6년 내내 잠바만 걸치고 더벅머리로 다녔다. 그러니 이래저래 비 오는 날 구두 정도는 신경 쓸 만한 일이 못되었다.

아무튼 그 덕에 비만 오면 구두는 물론 바지 안쪽 가랑이에까지 누런 황토가 엉겨 붙곤 했다. 그리고 비 온 뒤 며칠이 지나 햇볕을 받으면 구두 위에 올라앉은 누런 황토 흙은 마치 거북이 등처럼 갈라져 터지는 것이었다. 그럴 때면 발을 땅바닥에 쿵쿵 찧어 마른 황토 흙을 털어 내었다.

대학 1년생이던 겨울 어느 이른 아침, 잠에서 깨어 양치질을 하러 마당에 나와 보니 아버지께서는 황토에 찌들고 먼지에 절어 희뿌옇게 변한 내 검은 구두를 닦고 계시는 것이었다. 입에서는 하얀 김이 호호 불어져 나오고 있었고 왼손엔 구두 한 짝을 붙들고 오른손으로는 헝겊에 퉤퉤 침을 발라가면서 열심히 비벼대며 닦고 계셨다.

내가 곁에 다가선 것조차 모르고 구두닦이 삼매경에 빠져 계신 아버님 얼굴엔 제 구두도 닦을 줄 모르는 한심한 아들에 대한 짜증이나 나무람 같은 것은 전혀 없었다. 아니 오히려 무슨 즐거운 일을 하시는 듯한 밝은 표정이었다. 공부에 전념하는 아들이 대견해서일까, 아니면 쇠약해서 학교를 휴학하길 원하는 아들이 안쓰러워서였을까.

그 뒤로도 대학을 졸업할 때까지 약 5년 여 동안 매월 한 차례 정도씩 아버님의 구두닦이 작업은 계속 반복되었다. 자주 오는 비에 지나치다싶을 정도로 황토 구두가 될 때마다 번번이 아버님은 아무런 말씀도 없이 단 한번의 내색이나 생색도 없이 황토 구두에 번쩍번쩍 광을 내셨다.

그런데 왜 그랬을까. 항상 지쳐 있던 나는 그런 모습에 거의 반응을 나타내지 않았었던 것 같다. 그땐 그저 형식적으로 '그냥 놔 두세요. 제가 닦으면 될 텐데요……' 하면서 가볍게 얼버무리기만 했던 것 같다.

일흔 나이에 닦는 젊은 아들의 황토 구두.

구두 위에 두텁게 올라앉은 황토를 나무 솔로 툭툭 털어내고 남은 흙을 비벼서 닦아낸 후 구두약을 발라 정성껏 광을 내던 아버님이 속 그 마음은 어떤 것이었을까.

마흔 다섯에 첫 아들을 낳고 너무 좋아서 품안에서 며칠 동안 내려놓을 줄 모르셨다는 아버님. 하지만 철이 들어서는 한 번도 안겨본 기억이 나지도 않고 또한 자상한 대화도 해본 적이 거의 없었다. 그런 반면 한번 잘못이라도 할라치면 뇌성벽력같이 우렁차고도 커다란 목소리로 호통을 치시며 꾸중을 하셔서 내겐 늘 어렵고 두려운 아버지이셨다. 동시에 강직하고도 고결한 성품을 지닌 아버님을 나는 마음속으로는 존경하고 자랑스러워했다.

그러나 부자간 나이 차이가 너무 많고 매사에 지나치게 엄격하셨으며 일상 생활에서 대화가 거의 없었기에 어떤 거리감 같은 것이 막연히 마음 한구석에 존재해 있었다. 심지어는 난 자식을 나으면 좀더 정 많고 따스한 아빠가 되어야지 하는 생각까지 했었다.
　벌써 나도 이미 오십이 가까운 나이다. 하지만 힘겹게 자식을 키우는 중이다. 더불어 부끄럽게도 잔소리나 호통 소리 말고는 마음속으로부터 자연스레 우러나는 제대로 된 사랑을 해본 적이 없는 것 같다.
　지금도 가끔씩 비 올 때면 문득 내 눈엔 구두 위의 황토가 보이고 내 가슴은 순간 불덩이처럼 후끈 달아오른다.
　아! 그리운 아버님의 사랑이여.

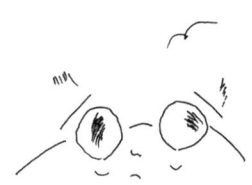

제2장 질병 상식

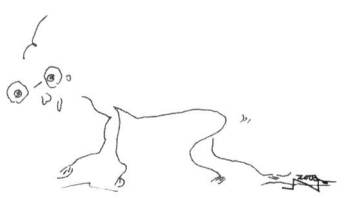

봄의 불청객 춘곤증

　봄은 생명의 계절이며 살아 있는 모든 생명체에게 활력을 불어넣어 주는 기가 샘솟듯 솟구치는 계절이다. 그 온기로써 언 땅을 녹여 대지를 살아 숨쉬게 하며 언 강을 녹여 생기가 도는 강으로 만든다. 겨울잠을 자던 모든 동물들을 깨워 일으키고 얼어붙은 굳은 대지를 뚫고 연하기만 한 새싹을 움트게 한다. 그래서 봄은 한의학적으로 '발생지절(發生之節)' 이라 일컬어진다. 만물을 일으키고 소생케 하는 계절이란 뜻이다.
　하지만 봄의 기운이 누구에게나 다 활력을 가져다 주지는 않는다. 봄을 알리는 절기인 입춘만 지나면 벌써 봄의 기운을 껴안고 몸살을 앓는 이들이 있다. 소위 '봄을 타는 사람들' 이 그들이다. 그 같은 증상을 한방에선 '춘곤증' 이라 부른다.
　춘곤증이 있으면 봄이 시작되자마자 전신이 노곤해지고 잠만 오며 식욕과 모든 의욕이 떨어지면서 만사가 귀찮아진다. 춘곤증은 체내 오장육부의 기능이 허약하여 왕성한 추진력을 가진 봄의 계절적 리듬에 적응하지 못해 일어나는 것이다. 춘곤증이 있으면 겨우내 봄을 대비하여 비타민과 미네랄 등이 풍부한 신선한 야채나 과일을 듬뿍 먹어 두지 않으면 안 된다. 또한 양질의 고단백도 적절히 섭취하여 영양 상태가 양호하게 유지되도록 힘써야 한다.

하지만 춘곤증은 제철에 나는 봄의 야채만 골고루 먹으면 반쯤은 절로 해결된다. 심장에 힘을 주는 것은 쓴맛이 있는 식품들이다. 그런데 봄에 나는 야채는 대개 쓴맛이 대부분이다. 씀바귀도 쓰고 쑥과 머위도 쓰다. 이것은 조물주의 섭리이다.

봄의 쓴 나물은 심장에 원기를 북돋아 주어 혈액순환을 강화하고 동시에 간장의 기능도 좋게 해주므로 봄의 피로와 나태해지는 정신력은 봄의 야채를 골고루 섭취하는 것만으로도 어느 정도 물리칠 수 있는 것이다. 다만 봄 야채요리법은 쓴 맛과 향을 가능한 한 살리는 방법이 좋다. 또한 춘곤증이 있는 사람들은 1주 3~4회 이상 적당한 운동을 꾸준히 하여 체력을 단련할 필요가 있다.

춘곤증은 종합검사를 해도 아무런 이상이 나타나지 않는다.

그것은 우리 몸 안의 기능적인 이상은 이화학적인 검사상 체크가 되지 않기 때문이다. 다만 한의학적으로 춘곤증은 양허 또는 기허이거나 비위(소화기)가 허약한 증상에 속하므로 체질에 따라 보양, 보기를 해주면 쉽게 회복될 수 있다.

춘곤증은 일종의 허증이며 반(半) 건강 상태이므로 그냥 방치하면 저항력이 떨어져 또 다른 질병에 걸릴 수도 있으므로 나름대로 극복하려는 노력을 기울이지 않으면 안 된다.

여름을 탈 때

 흔히 여름 타는 것을 일컬어 '주하병'이라 부른다.
 세간에서 '여름을 탄다' 또는 '더위를 먹는다'라고도 부른다. 늦은 봄에서 초여름 사이에 잘 나타나는데 극도로 왕성해진 계절의 기운에 잘 적응하지 못한 때문이다.
 한의학적으로 볼 때 여름은 심장의 기운이 주장한다.
 심장의 기가 허약한 경우 여름의 고온 다습한 기후 때문에 몸 안의 쓰레기는 증가하고 땀은 많이 흐르는데 이를 감당할 체력이 부족하면 당연히 여름을 타게 마련이다.
 주하병이 나타나면 먼저 입맛을 잃으면서 머리가 띵하니 아프고 또 전신이 노곤해지며 다리에 힘이 빠지고 몸도 뜨거워지면서 마냥 졸리거나 또는 물만 들이키고 땀을 줄줄 흘리는 등의 증상이 나타난다.
 그러나 주하병은 혈액검사를 비롯한 각종 검사상 질병으로 나타나지는 않는다. 하지만 심장과 체내의 기가 무척이나 허쇠한 상태이기 때문에 그냥 방치하면 또 다른 질병에 걸릴 가능성이 많으므로 곧바로 치료를 받는 것이 좋다.

주하병에 걸리지 않기 위해선 여름에 몸을 뜨겁게 혹사시켜도 안되며 그렇다고 에어컨 아래 웅크리고만 있어도 안된다. 또 아침 저녁 서늘할 때 적당한 운동은 건강 유지를 위해 꼭 필요하다. 그리고 여름철에는 일찍 자고 일찍 일어나는 것도 양생의 한 방법이다.

또한 여름철엔 우선 여름 과일을 듬뿍 먹는 것도 좋은 방법이다. 수박, 참외, 자두, 포도, 메론, 토마토는 여름의 열기를 내리고 땀으로 손실된 수분과 전해질을 일거에 보충해 준다.

더위를 잘 타고 속이 뜨거우며 땀이 비오듯 흐르는 사람은 여름 청과를 부지런히 섭취하면 약과 같은 효과를 볼 수 있다. 여름 과일이야말로 가마솥 더위로 체력 손실이 많고 지나친 땀으로 수분이 부족한 사람들에게 약이 되는 감로수인 셈이다. 삼계탕이나 추어탕, 보신탕도 양질의 고단백 공급으로 체력을 도와서 지나친 땀 분비를 막아 주고 체력을 보강해준다.

잘 알려진 '생맥산(生脈散)'을 보리차 대용으로 끓여 놓고 자주 마시는 것도 여름을 타지 않는 비결이다. 여름철 지나친 땀으로 탈진하여 꺼져가는 맥을 되살려 준다하여 붙여진 이름이다.

인삼, 오미자, 맥문동의 세 가지 약재를 건재 약방에서 구입하여 각기 5~8g(하루 분량)씩 넣고 달여 보리차 대용으로 목마를 때마다 수시로 마시면 된다.

인삼은 원기를 돕고 맥문동은 몸 안에서 수분과 진액을 생성케 해주며 오미자는 구갈을 덜어주고 땀을 수렴시켜준다.

또 조선시대에 단오날, 임금이 의원에게 명하여 중신들에게 하사했던 처방인 제호탕은 여름철 건강을 지켜주는 훌륭한 자연 청량음료인데 여름철 쌓인 피로를 해소시켜 주며 갈증을 풀어주고 정신을 상쾌하게 만들어 준다.

오매(연기에 검게 그을린 매실)375g, 백단향 30g, 사인 15g, 초과 10g을 분말하여 물 2L에 넣은 후 잠시 끓여 항아리에 담아 두었다가 필요할 때 냉수에 타 마신다. (모두 시중 건재 약방에서 구입 가능) 또한 시원한 매실 꿀물을 마시는 것도 여름의 지나친 땀과 구갈 해소에 큰 도움이 된다.

동시에 자연의 또 다른 선물인 여름을 반기고 즐기려는 여유로운 마음 자세가 무엇보다도 중요하다고 하겠다.

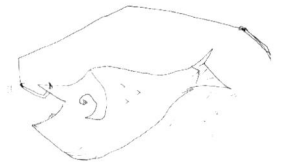

여름 수험생 건강법

　수험생들이 가장 빈번하게 슬럼프에 빠지는 시기가 바로 요즘 같은 삼복 더위이다. 그러나 '魔(마)의 삼복'이 지나면 삼복보다 더한 늦여름의 난코스가 기다리고 있다.
　가마솥 더위에 비 오듯 흐르는 땀은 체력을 떨어뜨리고 집중력과 기억력을 감퇴시키는 가장 큰 요인이다. 이 시기를 건강하게 잘 보내는 것이야말로 남은 수능 100일의 성공을 보장하는 것이나 다름없다.
　체력 유지와 수분 전해질 보충을 위해 여름엔 삼계탕 추어탕 같은 고단백 식품과 비타민과 미네랄이 듬뿍 함유된 수박 참외 등의 여름 과일을 자주 섭취하는 것이 좋다.
　또한 여름이 지나면서는 과도한 육류 섭취를 줄이고 야채류 과일 해조류 등의 알칼리성 식품을 충분히 섭취하여 혈액의 산성화로 인한 집중력 감퇴와 피로를 예방한다.

수험생의 아침은 점심의 80% 정도로 적게 하고 가급적 육류를 피하며 야채 위주의 식단에 잡곡밥과 과일 몇 쪽에 두유 한 잔 정도를 곁들인다.

가볍고 좋은 아침 식사는 오전 중 두뇌 활동의 원동력이 되므로 결코 소홀히 할 수 없다. 다만 위장이 나쁜 경우는 가벼운 죽 정도로 때우는 것이 낫다.

점심은 영양가는 풍부하고 양은 적당히 하여 알차고 풍부한 영양 공급이 필요하다.

점심 시간대는 인체의 두뇌와 인체의 신진대사가 최고조를 이루는 시간이며 또 오후의 체력을 뒷받침할 필요가 있다. 이를 위해서 전통적인 점심 반찬인 멸치와 콩 자반을 뺄 수 없다.

멸치 칼슘은 뼈의 성장 집중력 증가에 긴요하며 콩의 레시틴은 기억력 행상에 도움을 준다. 또 흰밥은 비타민 B군이 부족하여 소화가 힘들기 때문에 반드시 잡곡밥을 해서 식곤증 변비를 예방해 준다.

김 다시마 미역 등 해조류를 곁들여 피를 맑혀 주어 머리를 밝게 도와 줄 필요도 있다. 계란, 소고기, 닭고기, 돼지고기 등의 육류도 지구력 증진에 중요하다.

저녁은 풍성하게 준비하여 아침과 점심에 부족한 영양소를 하루 중 마지막으로 충전하는 기회로 삼는다. 다만 정신 노동을 하는 수험생에게 과식은 금물이다.

수험생에게는 주로 머리와 눈 어깨에 피로 집중되는데 눈 주위 혈인 '태양' 혈(눈썹의 바깥쪽으로 3㎝ 떨어진 지점), '찬죽'(눈썹 안쪽 끝)과 '사죽공'(눈썹 바깥 끝),' 청명'(눈동자 안쪽 끝)과 '동자료'(눈동자 바깥 끝) 등을 쉬는 시간마다 지압한 뒤 안구 전체를 손바닥으로 서너 차례씩 누른다.

또 뒷목의 '풍지'(귓불 뒤의 튀어나온 뼈 밑 움푹하게 패인 부위)와 어깨의 '견정'을 엄지의 바닥면을 사용해 매일 아침 저녁 두 차례씩 지압해 주면 눈의 피로를 덜고 시력과 집중력을 크게 향상시킬 수 있다. 또 매일 오전과 오후에 목, 어깨, 발목돌리기. 팔굽혀펴기 등의 간단한 운동을 하는 것도 좋다.

하지만 이 시기의 수험생들에게 가장 중요한 것은 무엇보다도 묵묵하게 믿고 사랑해 주는 부모의 마음이다. 간섭하고 꾸중하고 코치하는 부모의 태도는 역효과가 날 수 있다.

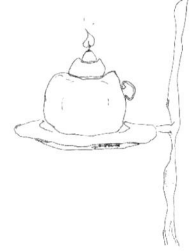

삼계탕

여름철 기후는 고온 다습하고 몸도 뜨겁다. 하지만 찬 성질의 여름 과일이나 음식, 서늘한 음료수만 먹다 보면 뱃속이 점차 냉해진다. 그러면 점점 힘이 빠지고 입맛도 없어지며 노곤해지면서 더위를 먹게 된다. 이럴 때 우리 선조들은 따뜻한 성질의 고단백, 고칼로리 음식을 먹는 지혜로움이 있었다. 그것이 바로 매년 삼복이 되면 남녀노소 구분 없이 최고의 각광을 받는 여름철 최고의 대표적 별미 음식인 삼계탕이다. 어느 음식이나 마찬가지로 누구에게나 이로운 건 아니므로 알고 먹는 지혜가 필요하다.

닭고기는 그 성질이 따뜻하며 소화 흡수율이 매우 좋고 또 자극성이 적으므로 어린이나 노약자에게도 적당하다. 또 닭고기는 소고기나 돼지고기와 대등한 단백질을 함유하고 있는 양질의 고단백 식품인데 특히 비타민A는 타 육류에 비해 월등히 높아서 눈이 쉽게 피로하고 시력이 약한 어린이에게 특히 좋은 음식이다. 또한 인삼은 원기를 보해 주는 대표적 한약재로써 닭과 만나면 약과 같은 효과를 내는 최상의 콤비 음식이 된다. 찹쌀과 마늘, 대추를 넣으면 더욱 좋다.

닭은 가능하면 소위 영계라 불리는 생후 100일 이내의 어린 약병아리가 좋은데 생후 백일 전후엔 숫컷이, 좀더 크면 암컷 맛이 더 좋다. 소화가 잘 안 되는 분은 닭튀김이나 통닭구이로 들지 말고 영계 닭죽을 만들어 먹으면 훨씬 소화 흡수가 쉽게 된다.

그러나 열이 특히 많은 사람에게 삼계탕은 '불난 집에 부채질하는 격'이 되어 구갈을 일으키고 번열이 나며 두통이 일어나서 한여름을 나기가 힘들어진다. 이럴 경우 열이 많은 소양인 체질자는 인삼 대신 역시 기를 보강해 주고 땀을 멎게 하는 작용이 우수한 황기를 넣으면 된다. 닭 대신 성질이 서늘한 오리탕을 드시는 것도 한 방법이다. 삼계탕은 땀을 많이 흘려 몸이 냉해지기 쉽고 입맛과 기운이 떨어지는 여름철에 몸을 따뜻이 해주고 소화를 돕고 기력을 좋게 해주는, 우리 선조들의 여름을 나는 뛰어난 지혜의 산물이므로 복더위에 온 가족이 더불어 자주 드시면 좋다.

추어탕. 장어탕. 보신탕 등도 양질의 고단백 공급으로 체력을 도와서 지나친 땀 분비를 막아 주고 체력을 보강해주는 훌륭한 여름철 강장식품이다. 특별히 우리 민족에게 잘 맞는 보신탕은 소화흡수 및 체내 동화가 육류 중 가장 용이한 양질의 아미노산 식품이다.

따라서 어린이에게도 훌륭한 음식이 되는데 들깨를 갈은 물에 솔, 머우대와 함께 푹 삶아낸 개장국은 더위 먹어 쇠약해진 기력 회복에 그만이다.

여름 양생법과 이열치열

조물주는 각 계절에 맞는 자연 음식을 그 계절에 베풀어 준다. 따라서 제철 나는 과일을 듬뿍 먹는 것은 건강의 기본이다.

여름철 가마솥 더위로 인해 찌는 열기와 흐르는 땀방울은 시원하고도 수분 및 비타민과 전해질이 풍부한 수박을 비롯한 각종 싱싱한 과일로 극복할 수 있다. 수박, 참외, 자두, 메론, 포도 등의 여름에 나는 과일은 체력 손실이 많고 지나친 땀으로 수분이 부족한 사람들에게 그야말로 약이 되는 감로수인 셈이다.

그러나 여름 과일은 대부분 더위를 참기 힘들어 하는 속이 뜨거운 사람들에게 더 적합하다. 여름 과일은 대개 몸 안에 들어가면 열기를 식히는 서늘한 작용을 한다. 성질이 한냉하다는 말이다. 따라서 손발이 뜨겁고 변비가 있으며 배가 따뜻하여 여름 나기가 고달픈 소양인들은 여름 과일을 많이 섭취할 필요가 있다.

반면 평소 소화가 잘 안되고 속이 냉하며 배가 차서 여름에도 이

불을 덥지 않으면 배탈이 쉽게 나는 사람(소음인)들은 냉한 여름 과일 섭취에 신중해야 한다. 그렇지 않으면 속이 더부룩해지고 아랫배가 살살 아프거나 부글거리면서 설사를 하게 된다.

여름 과일 중 가장 성질이 차고 부담을 주는 것이 참외이다.

수박, 자두, 포도는 그 다음이다. 포도는 즙을 내어 먹으면 소화하기가 훨씬 쉬워지는데 위장이 약한 사람도 고를 내면 장기간 보관하여 먹을 수 있다.

하지만 소화불량증이 있고 배가 냉한 소음인이라 해서 모든 여름 과일이 금지 대상인 것은 아니다. 잘 익은 토마토, 복숭아, 바나나 등은 적당히 들면 소화가 잘된다.

요즘같이 화끈한 삼복 더위가 지속되면 매스컴에 단골로 등장하는 꽤 유명한(?) 한의학 용어가 있다. '이열치열(以熱治熱)'이란 말이 그것이다. 말 그대로 풀면 '열로써 열을 치료한다'는 뜻인데 원래 질병의 본질은 냉증(冷證)인데도 얼굴은 거꾸로 벌겋게 열(熱)이 있는 것처럼 보이는 '가짜 열증'을 치료하는 한의학의 고차원적 치료법에서 유래됐다.

그런데 전문가들조차도 '더운 여름엔 뜨거운 음식을 먹고 화끈하게 대처하는 것'이 '이열치열'이고 또 마치 한의학의 진수인 양 잘못 인용하곤 한다.

자연에 순응하는 건강법. 이것이야말로 진정한 한의학적 건강법이다. 그것을 일컬어 한의학에선 '양생법'이라 부른다.

여름은 사계절 중 양이 제일 성하고 열이 치솟는 계절이다.

소(小) 우주인 인체도 여름엔 뜨겁게 달아오른다. 체내 신진대사가 한껏 항진되어 노폐물이 폭증하고 땀도 엄청나게 흘러내리며 그에 따른 육체적 스트레스와 체력 소모도 대단하다.

따라서 여름의 양생법은 여름의 조화에 순응하고 적응하는 것이다. 우리 선현들의 여름나기는 그 본이 될 수 있다. 그들은 바람이 솔솔 무사 통과하는 삼베나 모시적삼을 입고 나무 그늘 우거진 정자에 앉아 시원한 바람을 맞거나 한가로이 부채질을 하면서 냉수나 수박 몇 쪽을 즐기곤 했다.

이런 것이 바로 여름철 양생법인 '이냉치열(以冷治熱)'의 순리요, 자연과의 조화인 것이다. 그러다 가끔씩 찬 것을 먹어 냉해진 속을 덥히고 고단백 섭취를 위해 삼계탕이나 보양탕을 드는 것은 '이열치냉(以熱治冷)'이란 것도 알아두자.

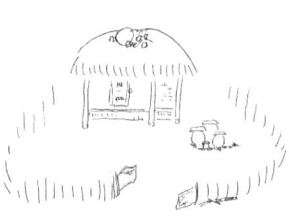

가을철 건강관리

　가을은 한의학적으로 보면 수렴하고 갈무리하는 계절이다.
　인체도 가을엔 대자연의 순환 법칙에 따라 겨울을 대비해 영양을 갈무리하려는 경향이 있다. 마치 주부가 김장을 하여 겨울을 대비하는 것처럼 기온이 내려가는 겨울 준비를 위해 인체도 기와 혈을 비축하는 시기이다. 동시에 여름철 땀과 무더위로 소모된 원기가 보강되는 철이기도 하다.
　그런데 우리 몸은 가을이 오면 건조한 기후 때문에 몸도 바짝 메말라 있다. 피부가 더 건조해지고 가려우며 마른기침을 하는 이유도 바로 가을이 지닌 이같은 계절적인 특성 때문이다. 따라서 가을에는 폐의 기운을 보강하고 우리 몸에 수분과 진액을 공급해 주는 식품을 주로 먹는 것이 좋다.
　어떻게 보면 가을의 식품들은 모두가 그런 식품이기도 하다.
　가을은 오곡백과가 풍성하여 천고마비의 계절이라고도 할 정도로 맛과 영양이 풍성한 여러 과일이 산과 들에 가득하다.

　조물주는 일 년 동안 머금은 대자연의 정기를 각 식물의 씨앗과 열매로 인간에게 제공하는 셈이다.

　따라서 체력 향상을 원하는 이들에겐 가을이야말로 일 년 중 호기이고 그런 이유로 세간에서는 가을을 일컬어 '보약 먹는 철'이라 이르기도 한다. '가을 먹기'는 지난 여름 동안의 체력 소모를 보충하고 또한 다가올 내년을 준비하는 의미가 있기 때문이다.

　체질에 맞춰 가을에 나는 제철 과일을 충분히 먹는 것만으로도 가을의 질병을 치료할 수도 있으며 다가올 겨울을 건강하게 나고 또 내년의 건강마저 도모할 수 있다.

　특히 어린이의 경우 가을은 내년의 성장을 위해 아주 중요한 시기이다. 나이테와 같이 성장은 봄, 여름에 부쩍 자라고 가을, 겨울에 내실을 기하는데 가을엔 가을 과실을 잘 먹어야 내년에 잘 크고 건강할 수 있으며 그렇지 못하면 내년 성장 농사도 그르치기 쉽다.

　모든 과일은 알고 보면 약으로서의 효능이 적지 않다.

　대표적 가을 과일로는 사과, 배, 감, 귤, 대추 등을 들 수 있다.

　하루 한 개씩만 먹으면 의사를 멀리 하게 만든다는 가을 과일의 왕자, 사과는 혈압을 낮춰 주고 변비에 좋다. 단, 설사가 있거나 변이 무르고 소화가 잘 안 되는 사람은 즙을 내어 먹으면 된다.

　'하늘이 내린 감로음'이라고도 부르는 배는 폐를 윤택하게 하고 가래를 삭이며 기침을 가라앉게 한다. 위장기능이 약해 설사가 잦고 무얼 먹을 때마다 배가 아픈 어린이게는 홍시감이야말로 가을에 내리는 하늘의 축복이다. 맛도 있고 배도 부르며 위장도 튼튼히 해

주고 설사도 치료해 주니 이보다 더한 약이 어디 있을까. 다만 변비에는 금물이다.

귤은 비타민 C의 보고인데 성인병과 암 그리고 감기 예방에 필수적인 과일이다. 다만 속이 냉하거나 쓰린 사람은 삼가는 것이 좋다.

대추는 감초와 더불어 보약엔 꼭 들어가는데 철분이 풍부해 피를 보해 주고 신경질을 가라앉히며 오장을 보해 준다. 노약자나 임신부들이 수시로 먹을 일이다. 특히 생대추는 귤보다 더 많은 비타민 C가 있어 어린이 간식에 그만이다.

이 가을 체질에 따른 과일 섭취로 겨울은 물론 내년 건강을 예약해 보자.

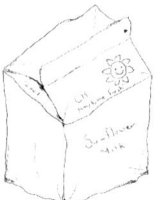

끼고 사는 감기

'겨울' 하면 생각나는 것이 바로 감기이다.

겨울을 나면서 누구나 한번쯤 걸릴 수 있다고 생각할 만큼 흔한 게 고뿔이다. 하지만 그저 속수무책으로 재수 없으면 걸리는 것이 감기일까? 과연 예방법은 없는 것일까? 지난해만 해도 감기로 무려 8천 550만 건의 외래진료가 이뤄졌다니 온 국민이 의료기관에서 두 번 이상 감기 치료를 받은 셈이다.

우선 결론부터 말하자면 감기는 예방이 가능한 질환이다.

물론 감기 예방 백신도 독감 예방에 효과적이다. 노약자나 어린이에게 큰 도움이 된다.

하지만 겨우내 반복되면서 잘 낫지 않는 감기는 대개 일반 감기이다. 백신을 맞아도 소용이 없다. 이런 감기 바이러스는 이백여 종이 넘는 것으로 알려져 있다. 감기에 잘 걸리는 분은 찬바람에 오싹만 해도, 날만 새워도, 조금만 스트레스를 받고 과로해도 바로 코가 맹맹해지고 재채기를 하거나 기침 오한이 생기면서 감기를 시작한다.

  한의학에서 감기는 질병에 대한 면역기능이 저하(원기 부족)된 때문이다. 감기에 걸렸다는 것 자체가 몸 안에 자연치유력이 떨어져 있다는 증거이며 평소 건강했던 사람이라도 과로 등으로 인해 몸이 허약해진 상태임을 나타낸다.

  감기에 걸리지 않고 걸려도 금세 낫는 원기가 강한 체력을 갖기 위해선 평소 체력에 맞는 알맞은 운동으로 꾸준히 단련해야 하며 인스턴트식품 섭취를 최대한 자제해야 한다. 또한 밤을 새는 과로와 지나친 스트레스는 저항력을 감퇴시키므로 감기에 가장 해롭다. 원기가 충실하고 체력이 강한 사람에겐 감기가 절대 찾아오질 않는다.

  집에서 도움이 되는 단방 요법으로는 평소 비타민 C가 풍부한 귤 단감이나 기관지에 좋은 배 같은 과일을 자주 먹으면서 콧물 코막힘 증상엔 따끈한 칡차를 끓여 마시면 좋다.

  마른기침엔 오미자차에 꿀을 약간 첨가해 마시면 효과가 있으며 콧물이 나면서 약간의 두통과 오한기가 있는 감기 초기 증상엔 마른 칡뿌리(갈근) 10g을 달여 하루 여러 차례 마시면 좋다.

  또 가래가 끓는 기침 천식엔 은행을 껍질을 벗겨 참기름에 볶은 것을 하루 3~5개씩 먹는다. (2주 이상 계속 복용을 피함.) 가래가 많거나 가래가 잘 떨어지지 않는 기침에는 무씨(나복자) 6g~8g을 물에 달여 하루 3차례 식후에 먹는다.

  평소 손발이 차고 빈혈기가 있는 아이는 홍삼차나 생강차를 자주 마시면 도움이 된다.

목구멍이 아프면서 기침이 있다면 도라지 뿌리를 달여 마시면 좋다. 또 오래 가는 기침 감기에 잣죽과 호도죽을 쑤어 먹이거나 곶감을 주는 것도 좋은 식이요법이다.

또 영양가 높은 고단백 식품을 충분히 먹고 청소와 환기를 자주 하며 실내온도 20℃, 습도 60% 정도를 유지하는 것도 환경요소로서 중요하다. 또한 너무 허약한 분은 적당한 운동과 한약으로 원기를 보강해 주면 감기에서 벗어날 수 있다.

식욕부진 어린이

　식욕부진 어린이는 잘 차려진 밥상 앞에서 입맛이 없다고 투정하고 먹을 것이 없다고 짜증을 낸다. 그러면 매를 들고 약처럼 밥을 먹이는 엄마들도 있는데 억지로 먹인다 해도 체하기 쉽고 또 그렇게 먹이는 밥은 피나 살로 가질 않는다.
　그럼 왜 그렇게 밥을 먹지 않을까? 먼저 비위(위장)가 약하거나 냉하기 때문이다. 위장 기능이 약해 소화 흡수력이 떨어지면 음식이 잘 당기질 않고 소화도 잘 되질 않는다. 그런 아이들은 밥상머리에서 자주 배가 아프다고 하기도 하고 음식을 쓴 약 보듯 한다.
　배를 따뜻한 방바닥에 대면 배앓이가 가라앉기도 하는데 이런 경우는 배가 냉해서 그렇다. 종합검사상 건강하다고 진단되어도 대개는 꾀병이 아니니 무조건 나무라서 더 체하게 하지 말아야 한다.
　대부분 얼굴도 대개 허옇고 윤기가 없으며 빈혈을 겸하기도 한다. 따라서 밥맛이 없는 어린이는 허약한 체질에 속한다. 그래서 비위를 보강하고 속을 따뜻이 해주며 원기를 돋워주면 서서히 입맛이 돌면서 음식을 더 찾게 된다.

어린이들에게 가장 좋지 않은 증상 중 하나가 바로 밥을 잘 먹지 않는 것이다. 성장기에 골고루 잘 먹지 않으면 부실공사나 다름없어 잘 크지 않고 커서도 잔병치레를 잘 하거나 성인병에 쉽게 걸리게 되기 때문이다.

간혹 어린이가 살찌는 것을 두려워해 먹는 것을 만류하다가 식욕부진이 된 어처구니 없는 경우도 있다. 또 밥을 안 먹으니 안쓰러워 라면이나 인스턴트식품을 주기도 하는데 식욕부진 어린이에겐 더욱더 라면 과자 스낵류 아이스크림 청량음료 등을 철저히 주지 않아야 한다. 왜냐면 인스턴트식품은 식욕을 떨어뜨리고 위장 흡수를 악화시키는 갖가지 성분을 함유하고 있어서 다시 인스턴트식품만 찾고 입맛이 더욱 없어지는 악순환을 초래하기 때문이다.

만약 어린이가 어떤 음식을 주어도 잘 먹지 않는다면 일찌감치 손을 들고 지레 포기하지 말고 고단백 식품을 곁들인 잡곡밥과 야채를 꾸준히 권한다. 그러면서 비위를 강화하고 원기를 보강하는 한방 치료를 해주면 보통 2~3주 후부터는 식욕이 좋아지기 시작한다.

체질 편식

"정말 체질대로 먹어야 건강할 수 있나요?"

작년 겨울 눈 오던 어느 날, 진료가 끝나갈 무렵에 한 부인이 찾아와 상담 요청을 했다. 고위 공무원인 남편 L모씨는 모처에서 소위 '오링테스트'에 의해 소음인이란 판정을 받았다고 한다. 그 다음부터 소음인에 해롭다는 음식 수십 가지를 밥상머리에 써 놓고서 금기시 했는데 그 결과 배추김치를 비롯한 단골 메뉴의 상당 부분이 밥상에서 추방되었다.

그런데 몇 달 후 친구 따라 집 부근 한방 병원에 가서 체질 진찰을 받았더니 거기선 태음인이라고 했다. 건강한 그는 이제 또 태음인에게 좋다는 식품만 밥상에 올려 놓으라고 한다. 실로 난센스가 아닐 수 없다.

사상체질의학은 약 백여 년 전 이제마 선생이 창안한 세계 유일의 체질 의학적 체계를 갖춘 자랑스런 민족 의학이다. 솔직히 말하면 아직도 완벽하게 완성된 단계는 아니어서 ABO식 혈액형 분류같이 모두가 대쪽 나누듯 쉽게 구분되는 것도 아니다.

오죽 했으면 사상체질의학을 창안한 이제마 선생도 체질 감별을 위해 함께 기거를 같이 하면서 그 사람의 성격, 좋아하는 음식, 대소변 상태 등에 이르기까지 관찰하는데 일 주일씩이나 걸린 때도 있었겠는가. 때론 아가씨에게 옷을 벗으라고 하여 그 반응을 살펴보고 성격으로 체질을 진단한 적도 있었다.

한의학의 사상 체질은 외모, 체격, 성격, 행동, 식성, 오장 기능의 강약 등을 전체적으로 종합하여 결정될 수 있다. 전인적인 개성을 말한다. 즉, 천부적으로 부여받은 남과 구별되는 정신적 특성과 육체적 특질을 통틀어 한 개인의 체질이라 부르는 것이다.

실제 이제마 선생은 성격 수양에 중점을 두었다. 그렇기 때문에 어떤 체질에 어떤 음식을 먹는가가 체질 의학의 전부처럼 여기는 것은 오해이다. 하지만 체질 의학이 일반인에게 실감나는 부분은 음식이기도 하다.

엄밀히 말하자면 수십억 인간의 지문이 모두 다르듯이 체질도 모두 다르다. 또한 쉽게 식탁에 오르거나 간식으로 먹는 수백 종의 음식 성질(몸에 들어와 따숩고 차게 작용하는)도 각기 다르다. 따라서 체질도 더 자세히 나누고 거기에 따른 음식 분류도 좀더 세밀히 하면 좋겠지만 편의상 사상의학에서는 4종류의 인간 군과 음식 군으로만 편의적으로 나눈 것이다.

환자가 사상체질의학에 따라 음식 섭생을 하는 것은 매우 중요하다. 예컨대 소음인이 병에 걸렸을 때 소음인 음식을 선택적으로 가려먹으면 '음식이 곧 약'이 된다.

　그러나 어느 체질자로 판별되었다고 해도 그 건강 정도는 사람에 따라 천차만별일 것은 당연하다. 만일 건강한 소음인이 평생 소음인 음식만 가려먹는다면 오히려 체질편식으로 더 쉽게 병에 걸릴 수도 있다. 단, 몸이 허약하거나 질병 중에 있는 사람은 체질 의학의 가르침을 따르는 것이 바람직하다.

　그러나 건강한 이들이여. 반드시 골고루 먹을지어다.

　건강 장수를 위해.

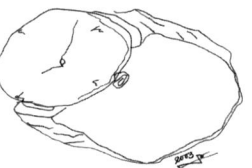

알레르기 체질

　알레르기 증상은 우리 몸 안의 자연 치유력 또는 면역기능(저항능력)이 현저히 쇠약해져 있을 때 나타난다. 저항력이 약해지면 우리 몸 안의 질병에 대한 방어 체계가 무척 예민하게 되고 별로 해로운 것도 아닌 것들에 대해서도 그만 신경질적으로 과민하게 반응을 하게 된다. 바로 이것이 알레르기 증상으로 나타나는 것이다.
　예를 들면 다른 사람에게는 아무런 해도 입히지 않는 꽃가루라든가 계란 우유 등이 알레르기 체질 어린이에게는 위험한 물질로 오인되어 때론 생명까지도 위협 받을 정도로 큰 싸움이 어린이 몸 안에서 벌어지는 것이다. 그 결과 피부가 발적되어 가렵거나 콧물 재채기가 나오고 천식으로 숨이 가빠져 응급실에 갈 정도가 되기도 한다.
　그래서 알레르기 질환의 한방 치료는 신경질적으로 허약해진 면역기능을 강화시켜 건강한 체질자로 개선시키는데 주안점을 두고 있다.

　소아의 알레르기성 질환은 아토피성 피부염이라 부르는 태열기와 알레르기성 비염 그리고 알레르기성 천식이 대표적이다.

　태열기는 빠르면 생후 2~3개월부터 시작되는데 그 후로 알레르기성 비염이나 천식을 동반하게 되는 경우가 많고 때론 이 세 가지 알레르기 증상이 모두 나타나서 고생하는 어린이도 있다.

　결론부터 말씀드리면 한의학적 치료로써 어린이 알레르기 질환은 치료될 수 있다. 치료 기간이 다소 길어지는 예도 있지만 꾸준한 치료만 하면 얼마든지 알레르기 질환을 완치 또는 현저한 증상 개선효과를 얻을 수 있다. 물론 부작용은 거의 없다. 개별 증상의 치료와 체질 개선 강화 치료를 항상 병행하게 된다.

　태열기의 경우엔 엄마의 태 안에 있을 때 벌써 부모의 저하된 면역기능의 일부(열독)를 물려받았음을 의미한다. 생후 100일이 지나 이유식을 먹기 시작할 때부터 태열기 치료를 할 수 있다. 태열기는 우유 계란 닭고기나 돼지 고기 등 먹는 식품을 주로 삼가야 되고 알레르기성 비염이나 천식은 꽃가루 먼지 진드기 등 호흡기로 들어오는 항원 물질을 조심하면서 치료하면 도움이 된다.

　알레르기성 체질 어린이들은 대개 쉽게 피로하기 쉽고 원기도 허약하며 집중력도 약하고 예민하면서 성장 발육도 늦은 경우가 많다. 따라서 소아 전문 한의원에서 진찰을 받아 보시는 것이 바람직하다.

어린이 보약

정말 '보약 먹으면 살이 찔까?'
결론부터 말하면 보약과 비만은 관계가 없다.
살찌는 음식물에는 설탕과 지방 성분이 많이 함유되어 있게 마련이다. 라면 아이스크림 스낵류를 비롯한 각종 인스턴트식품을 비롯해 과일도 마찬가지이다. 물론 밥이나 밀가루 음식처럼 탄수화물이 많은 식품의 과다 섭취도 체중을 증가시킨다.
그러나 대다수의 한약은 살찌게 하는 지방과 당분 성분이 거의 없다. 이렇듯 보약 자체의 칼로리가 없으니 한약만으로 살찌지 않는 것은 당연하다.
그러나 실제 주변엔 보약 먹고 살쪘다고 말하는 부모가 가끔씩 있다. 왜 그럴까? 그 이유는 보제를 복용한 후 몸이 건강해지는 과정에서 종종 일시적으로 입맛이 좋아지고 안 먹던 아이들이 먹으니 엄마들이 무절제하게 각종 음식물을 과다 섭취시킨 때문이다.

만약 한약 복용 후 인스턴트 식품 섭취를 자제하고 갑자기 더 많이 먹는 것만 조절해 주면 결코 살 찔 이유가 없는 것이다.

어린이 보제는 잘 안 크는 나무에 좋은 퇴비를 주는 것과도 같다. 허약한 부분을 보강해 주고 원기를 북돋워 주어 자연 치유력을 증강시킨다. 그러면 감기나 잔병에 대해 저항력이 강해져 병에 잘 걸리지 않고 걸려도 쉽게 낫게 된다. 튼튼한 몸이 되니 당연히 탄력을 받아 더 잘 크게 된다.

흔히 어린이 보약은 허약한 증상을 치료 대상으로 한다.

땀이 많은 어린이, 빈혈로 어지럼증이나 귀 울림이 있는 어린이, 코피가 잘 나는 어린이, 잘 안 먹거나 편식하는 어린이, 감기를 달고 사는 어린이, 성장통이 있는 어린이, 추위를 잘 타는 어린이, 키가 잘 안 크는 어린이 등을 먼저 꼽을 수 있다.

또 어린이의 사상 체질을 궁금해 하시는 부모들이 많다. 하지만 어린이들은 나무로 치면 떡잎과도 같아서 그 떡잎만 보고 감나무다 배나무다 할 수 없는 것 같이 체형이나 성격이 아직 완성된 상태가 아니라서 오진을 하기 쉬워서 어린이들의 체질은 주로 참고만 한다.

보약은 허약할 때 필요한 치료제이다. 따라서 허약한 증상이 나타난 그때가 가장 보약이 필요한 때이다. 계절은 그리 중요하지 않다.

자녀의 자위

자위행위는 흔히 수음이라고도 불린다.

자위는 남고생의 약 95%, 여고생의 16% 그리고 남중생의 72%가 수음을 즐기고 성인 남성의 70%, 여성의 50% 이상에서 결혼 후에도 자위를 한다는 조사처럼 수음은 보편적 성행위가 되는 추세이다. 따라서 청소년의 자위행위 자체를 너무 걱정할 필요는 없다.

요즘 우리 청소년들은 음란 만화나 에로비디오뿐만 아니라 수많은 인터넷 성인 음란 사이트에서 나체 사진이나 섹스 동영상 필름에 너무도 손쉽게 접할 수 있다. 다시 말해 우리 청소년들은 성적 자극을 끊임없이 받고 있다는 말이다. 동시에 혈기가 일생 중 가장 왕성한 십대 후반에 의자에 앉아 공부만 해야 하니 그 끓는 기운을 해소할 방도를 찾지 못한 대다수의 청소년들이 자위행위를 하여 성적 흥분을 가라앉히는 것이다.

다만 한 가지 지적하고 싶은 것은 자위행위 자체를 생리적으로 당연시하는 것은 좋으나 많은 성상담가들이 법적 도덕적 사회적 육체적으로 아무 문제가 없다고 한다. 그리하여 '자위행위를 하는 것이 정신 건강에도 좋고 아무런 해도 없으니까 참지 말라' 면서 자위를 권장하는 식으로 성상담을 한다는 것이다. 경우에 따라서는 실로 무책임한 상담이다.

자위도 혼자서 하는 성행위이다.

상대가 있는 성행위처럼 똑같이 흥분도 되고 정액도 사정한다. 부부 생활도 절도가 없고 지나치면 성생활 후유증이 생겨 건강을 해치는 것과 마찬가지로 자위행위도 마찬가지이다. 또한 자위를 하다보면 점점 자위에 빠져 탐닉한다는 것도 큰 문제이다.

각종 스트레스가 쌓이거나 성적 자극을 조금만 받아도 그만 자위를 하게 된다. 우리 한의원에는 자위를 하루 4~5번씩이나 하는 고등학생도 온다. 그런 학생은 학교에서 만성적 피로에 시달리고 공부도 잘 안되며 허리도 아프고 머리도 멍하니 집중력이 떨어진다. 또 한창 커야 할 성장기에 지나친 자위행위는 성장에 부담을 준다.

서른 살이 넘어서도 청소년기의 지나친 수음으로 인해 발기가 잘 안 되어 결혼도 못하고 심각한 고민에 빠져 있는 경우도 있다.

수음이 일부 청소년들의 심신을 황폐화시키는 모습을 보면 참 안타깝다. 수음에 대한 무책임한 상담들은 수많은 청소년들을 독서나 운동, 또는 건전한 레크레이션이나 학업으로부터 벗어나 성의 나락으로 안심하고 빠져들게 만들 위험이 크다.

따라서 아직 성장기의 청소년이나 허약한 사람들의 자위는 마땅히 심신의 건강을 위해 자제되는 쪽으로 상담되어야 마땅하다.

자녀와의 허물없는 대화를 통해 가능하면 다른 방법으로 성적 스트레스를 풀 수 있도록 이끌어 주는 것이 바람직하다고 본다. 성 문제에 있어서도 자제력을 기를 수 있도록 도와 주는 것이 현명하다.

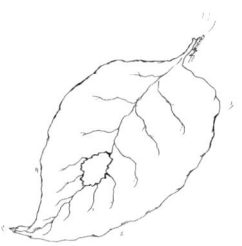

지나친 땀(도한자한)

적당한 땀이 나는 것은 생리적인 현상이고 건강의 표시이다.

여름에 땀이 나지 않는다면 체온이 올라가 일사병이나 열사병에 걸려 큰일이 날 것이다. 발한은 피부에 돋은 땀이 마를 때 기화열에 의해 체표면의 열을 빼앗아 체온 상승을 막는 것이 그 큰 역할이다.

땀이 없다면 우리 몸은 달아오른 엔진같이 쉽게 과열되고 숨이 차올라 여름엔 아무 것도 할 수 없을 것이다. 필요할 때 적당히 나오는 땀은 우리 몸에 없어서는 안될 고마운 생리 기능이다.

다만 한밥상에 둘러앉아 밥을 먹을 때 혼자만 유난히 땀을 더 많이 흘리거나 조금만 움직이거나 기온이 올라가도 유별나게 줄줄 흐르는 땀을 주체할 수 없다면 이미 건강한 땀은 아니다.

물론 땀은 앞에서 말한 바와 같이 물이 주성분이므로 특별한 영양성분이 빠져나가는 것은 아니다. 또 각종 건강검진상 대부분 정상으로서 질병은 아니지만 한의학적으로 볼 때 대표적인 허증에 속하며 반(半) 건강 상태이다. 따라서 건강한 성장을 위해 방관하지 말고 꼭 치료를 해주는 것이 바람직하다.

낮에 활동하면서 남과 비교하여 월등히 땀이 더 흐르는 것을 자한이라 부르는데 자한은 양허나 기허가 그 원인으로 쉽게 말하면 원기 즉 체력이 부족한 탓이다.

이렇게 낮에 나는 자한과는 달리 잠만 들면 땀이 나기 시작하여 이부자리를 흠뻑 젖도록 만들며 잠에서 깨면 곧 멎는 땀을 도적과 같이 나는 땀이라 하여 도한(盜汗)이라 부른다.

도한은 체내 음허가 그 주원인이고 수분이나 피가 부족한 때문이며 심장이 약하고 동시에 손발이 뜨거운 허열이 있는 경우가 많다.

또한 체질적으로 태음인은 다른 사람에 비해 땀이 좀더 많은 편이지만 허여멀겋게 살집이 좋은 태음인일지라도 지나친 땀은 역시 허증(허약체질)을 의심해야 한다.

따라서 지나친 땀은 허약 체질을 강화하고 보기, 보음하는 약으로 기혈을 보강하고 적당한 운동으로 체력을 단련해야 한다. 또 만성적인 감기나 코피, 성장통 등과 같이 동반된 경우는 전신적인 치료를 병행하여 질병에 대한 저항력을 같이 배양해 줘야 한다. 그러면서 너무 맵고 짜고 자극적인 음식을 피하는 것이 좋다.

집에서 할 수 있는 단방요법으로는 황기16g과 대추 10개를 물에 달여 하루 2~3차례 나눠 먹이거나 또는 그것들을 달인 물에 맵쌀 40g을 넣고 묽은 죽을 쑤어 먹으면 효과가 있다. 10일 이상 장복해야 효과가 있으며 흑설탕을 소량 가미하여 맛을 내면 좋다.

임신 중 한약 복용

한방에서도 임신 중에는 가능한 한 복약을 삼가는 편이다.

하지만 임신 중 엄마나 태아의 건강에 악영향을 끼치는 몇 가지 증상은 반드시 치료를 해야 한다고 본다. 입덧, 임신 중 하혈(유산기), 임신 중 감기에 걸렸을 때 등이다.

입덧은 오저라고도 부르는데 엄마가 못 먹으면 엄마 뱃속에서 먹을 것을 기다리던 아이도 함께 굶는 것은 당연하다. 엄마도 시들시들해지지만 뱃속의 아이도 정상적인 태아로서의 성장이 자연 어려워지게 된다.

자녀를 여러 명 갖으면서 깨닫게 되는 것은 엄마가 가장 건강할 때 갖은 아기가 커서도 제일 건강하다는 사실이다. 엄마 뱃속 태아 시기의 건강 상태는 태어나서 평생을 좌우할 만큼 중요하다.

따라서 방법이 없다면 모르지만 한의학에선 엄마의 체질에 따라 입덧을 낫게 하는 보생탕을 비롯한 여러 처방이 있고 또 효과도 의외로 좋다.

　입덧 치료 기간은 가볍다면 1~2주, 오래 가도 대부분 3~4주를 넘지 않는다. 그러니 임신 중이라고 그저 참고 지내면서 태아까지 고생시킬 필요는 없다.

　임신 중 가장 흔한 증상인 입덧은 치료도 잘 되지만 예방법도 있다. 대개 위장이 허약하거나 간 기능이 약한 여성에게 많이 나타나므로 첫번 임신에 입덧으로 고생했던 분은 임신 전 치료를 받으면 입덧을 예방할 수 있다.

　또 임신 중 하혈은 유산의 우려가 크므로 쉽게 지나칠 수 없는 증상이다. 이런 경우 한의학적으로 볼 때 신장기능과 자궁이 허약하고 냉한 경우가 많은데 임신 중이라도 적당한 보강이 필요하다.

　왜냐면 그냥 방치하면 점점 아랫배가 땅기면서 하혈이 심해져 급기야 유산이 되고 말거나 전치태반이 되어 산도를 막아 출산시 제왕절개가 필요하게 되거나 태반 박리가 잘 안되어 심한 출혈의 원인이 되기 때문이다.

　하혈이 가벼운 초기 증상일 때 한방 치료를 받으면 대부분 몸도 가벼워지고 하혈도 멎는 좋은 효과를 얻을 수 있다. 물론 하혈이 있으면 공주님같이 편하게 절대 안정을 하면서 복약을 해야 최상의 효과를 얻을 수 있다. 이 경우도 보통 2~4주 치료가 필요하다.

　임신 중 한약 복용이 기형아를 만들까? 절대 그렇지 않다. 임신 중 처방되는 한약의 종류와 수는 엄격히 제한되어 있고 이미 수천 년의 임상경험을 통해 안정성이 입증된 것들이다. 다만 임신 중 한약 복약은 꼭 한의사의 정확한 진단 처방에 따라야 한다.

중풍을 예방하는 방법

새 건물도 세월이 흐르면 수도관을 비롯해 모든 내부 시설이 노후하게 된다. 깨끗한 수돗물이 흐르는 수도관도 점차 시간이 흐를수록 부분적으로 약한 곳에서부터 녹슬고 터지기도 하며 때론 녹슨 부위에 찌꺼기가 쌓여 막히기도 한다.

사람도 나이가 들수록 혈관이 낡게 된다. 특히 사람의 혈관에는 항상 기름기와 설탕물이 넘쳐흐르기 때문에 관리가 잘못되면 쉽게 녹슬어 동맥경화가 와서 혈관이 막히거나 터지게 된다. 그러면 뇌신경에 손상을 주어 중풍(뇌졸중) 증세가 나타나게 되어 한쪽 팔다리가 마비된다거나 말을 잘 못하게 되고 심하면 사망하게 된다.

이런 중풍 증상이 갑자기 찾아오는 것처럼 보이지만 대개는 오년이나 십년, 아니면 더 오랜 기간에 걸쳐 식습관이나 스트레스 관리가 잘못된 경우가 많다.

중풍이 오기 전 전조증이 나타나는 사람도 많다. 마치 소나기가 오기 전 시꺼먼 먹구름이 먼저 끼듯이 중풍을 예고하는 증상으로 한쪽 손발의 저림증이 나타나기도 한다. 만약 손가락 힘이 자주 빠지는 증상이 더한다면 좀더 심각하다고 할 수 있다.

뇌혈관이 아주 가볍게 막혔다가 터질 때 그런 증상이 나타난다. 그런 경우 당장이라도 전문적인 치료가 필요하다. 당뇨 치료는 우선적으로 철저히 할 필요가 있다. 중풍은 당뇨의 흔한 합병증이다. 혹시 부모님 중 한 분이라도 중풍에 걸리셨다면 자녀가 걸릴 가능성도 훨씬 높아지므로 더 조심해야 한다.

담배를 피운다면 당장에라도 끊어야 한다. 남성 중풍 환자의 70% 이상이 흡연자이며 사십대가 지나서 담배를 하루 한 갑씩 피운다면 중풍 가능성은 거의 열 배 이상 올라간다.

니코틴은 혈관을 오그라들게 만들고 피를 끈끈하게 하며 혈관을 손상시켜 동맥경화를 촉진시킨다. 물론 뇌출혈의 위험을 높이는 과음도 피해야 한다. 비만하다면 반드시 체중조절도 병행한다. 비만은 고지혈증과 지방간을 항시 겸하므로 중풍에 나쁜 영향을 미친다.

하지만 무엇보다도 중풍에는 과도한 스트레스가 가장 해롭다.

만성적인 스트레스는 동맥경화를 일으키며 분노 등의 급작스런 스트레스는 뇌출혈을 일으키기 쉽다.

육식을 줄이고 피를 맑히는 미역국, 된장국, 잡곡밥이나 채식 위주의 식단을 택하고 일주 서너 번 이상, 한 시간 이내의 가벼운 운동과 충분한 수면을 취하면 중풍 발생 가능성을 현저히 줄일 수 있다.

만성피로

통증이 건강의 적(赤)신호라면 만성피로는 황색 신호라 할 수 있다. 대개 몸의 어느 곳이 아프면 그것은 몸 안 어디인가 병의 변화가 있다는 증거이며 나른한 피로감은 현재 쉬어서 재충전할 시점임을 알려 준다. 하루를 열심히 뛴 후에 잠자리에서 느끼는 푹신한 피로감은 숙면을 이루게 해주는 상쾌한 피로이며 다음날 아침 유쾌한 기상을 할 수 있게 해준다. 따라서 적당한 피로는 생리적인 것이며 휴식과 수면을 통해 깨끗이 처리될 수 있다.

문제는 몇 주 몇 달이 가도 가시지 않는 만성피로다.

피로로 한의원을 찾는 환자 중 과반수 이상에서 간염, 당뇨병, 갑상선질환, 심장이나 신장 질환의 초기 증상을 발견할 수 있다.

하지만 여기서 말하는 만성피로는 종합병원의 각종 검사에서도 뚜렷한 원인을 알 수 없는 피로증상이다. 대표적인 기능성 질환에 속한다고 볼 수 있는 만성피로는 두통, 목뻣뻣함, 식욕부진, 권태증, 성욕감퇴, 신경쇠약, 의욕상실, 우울증 등을 수반하며, 극심한 경우 소위 '만성피로증후군'이라고도 부른다.

한의학적으로 만성피로는 원기가 부족한 기허(氣虛) 증상이거나 스트레스로 인해 기의 순환이 어려운 기울(氣鬱)증상이다. 이로 인해 신체 내 음양의 평형이 깨지고 오장의 서로 돕고 견제하는 기능인 상생상극(相生相克)기능이 원활히 유지되지 못해 발생된다. 따라서 오장의 상생상극기능을 조정하고 원기를 보강하는 치료를 해주면 좋은 효과를 얻을 수 있다.

또 만성피로는 스트레스와도 밀접한 관계에 있다.

따라서 만성피로에서 벗어나기 위해선 자기 나름대로의 스트레스 해소법을 강구해야 한다. 복식 호흡, 편안한 음악감상, 충분한 수면 등도 좋은 방법이다. 매일 규칙적으로 가벼운 운동을 꾸준히 하는 것이 바람직하고 적어도 일 주일에 서너 번 이상 잠깐씩이라도 뛰는 것도 피로회복의 한 방법이다.

원기를 회복시켜 피로를 풀어주는 인삼차, 면역기능을 높여 주는 오미자차, 미네랄이 풍부한 사과 쥬스, 스트레스에 좋은 비타민 C가 많이 함유된 레몬 딸기 쥬스, 신선한 야채, 피를 맑게 해주는 주는 미역국, 비타민 E와 불포화 지방산이 많은 들깨나 참깨 죽, 고단백이 풍부한 청국장 등을 자주 먹는 것도 피로 회복에 큰 도움이 된다. 만성피로는 심각한 병이라고는 할 수 없으나 삶의 질을 떨어뜨리고 권태롭고 무기력한 삶을 만든다.

또한 감기나 성인병 등 또 다른 질병을 초래할 수 있는 반 건강 상태이기 때문에 바로 관심을 갖고 대처하는 것이 필요하다.

신보

'생각하는 갈대.'

일찍이 파스칼이 설파한 인간론이다.

인간은 또한 로빈슨 크루소처럼 무인도에서 홀로 살 수 없는 사회적 동물이므로 가족을 비롯한 이웃이나 직장의 구성원들과의 사이에서 부단한 감정적 동요와 각종 스트레스를 받게 된다. 이같은 정서적 변화는 인체에 적지 않은 부담을 주어 건강을 해치는 주원인이 되기도 한다.

BC 3세기경 쓰여진 한의학 최고 문헌인 〈황제내경〉에는 이미 마음의 평정이 깨지면 곧 병이 됨을 갈파해 놓고 있다. 즉, 희 노 우 사 비 공 경(喜.怒.憂.思.悲.恐.驚)의 일곱 가지 감정이나 정서적 긴장이 생리적 범주를 넘어 과도히 또 오래 지속되면 몸 안에서 기 순환장애를 일으켜 바로 질병이 된다고 보고 그것을 '칠정상'이라 불렀는데 최근 각광을 받고 있는 심신의학의 원조격 이론인 셈이다.

이와 관련한 한의학 명구가 있다. 〈약보불여식보 식보불여정보 정보불여신보(藥補不如食補 食補不如精補 精補不如神補)〉가 그것이다. '약을 먹는 것은 평소 자기 체질을 알아 자기 몸에 맞는 음식으로 잘 조리함만 같지 못하다.(식보)

그러나 또한 아무리 잘 먹는다 해도 결국은 성생활을 절제하여 정(정액과 성호르몬)을 아끼는 것만 같지 못하다.(정보) 하지만 정을 아낀다 해도 '정신적인 안정을 취하여 마음의 평정을 유지함(신보)에 미치지 못한다' 는 말이다.

이같이 모든 건강법에 앞서 과도한 정신적 긴장과 스트레스를 피하는 것이 가장 중요하다는 것을 한의학에선 수천년 전부터 강조해 왔는데 이는 오히려 현대인에게 더 적합한 말이 되고 있다.

바야흐로 생존투쟁의 전쟁터에 살고 있다고도 비유되는 현대인의 가장 큰 적은 누구일까?

그것은 승진을 다투는 동료나 동종업종의 타 회사가 아니라 바로 자기 자신의 마음이라 해도 과언이 아닐 것이다. 〈동의보감〉 양생론에는 건강을 원하는 자의 마음가짐이 어떠해야 할지에 대해 열두 계명을 적어 놓았는데 그것이 유명한 십이소(十二少)이다.

'너무 깊이 생각 말 것(少思), 적게 염려할 것(少念), 욕심을 줄일 것(少慾), 알맞게 일할 것(少事), 적당히 웃을 것(少笑), 적게 근심할 것(少愁), 적당히 즐길 것(少樂), 너무 기뻐하지 말 것(少喜), 적게 화낼 것(少怒), 너무 좋아하지 말 것(少好), 너무 미워하지 말 것(少惡), 적게 말할 것(少語)' 등이다.

그야말로 절제와 중용으로 마음을 무장하라는 뜻이다.

기쁨과 즐거움조차도 과도하면 병이 된다.

해외토픽에 자주 등장하는 복권 당첨 후 심장마비 사망은 비근한 한 예가 될 것이다. 또 분노나 근심 등의 각종 스트레스가 쌓여 발생하는 코피, 두통, 협심증, 중풍, 복통, 위궤양, 신경성대장증후군, 변비, 설사 등도 일상에서 흔히 접하는 증상이다.

따라서 잔잔한 호수의 미세한 파문 같은 여유로 분노를 삭이고 입가의 가벼운 미소 정도로 극도의 기쁨까지도 조절할 수 있다면 건강장수는 불문가지라 할 수 있다.

세계의 장수마을들이 복잡다단한 대도시의 문명 속에 있지 않고 과거를 간직한 깊은 오지 속에 존재하고 있다는 점은 시사하는 바 크다.

성서에 '마음이 가난한 자는 복이 있다. 천국이 그들의 것이다.'란 말씀이 나오는데 그 가난한 마음이 바로 '십이소'의 마음이며 또한 건강을 이루는 마음이 아닐까 생각한다.

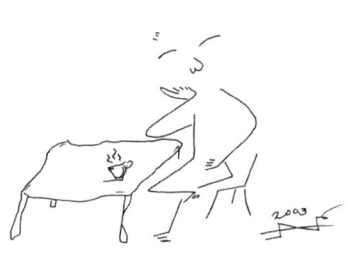

가정파괴범 담배

'흡연은 수명을 단축한다.'

WHO는 흡연으로 인해 전 세계에서 10초에 1명씩 매년 3백만 명이 사망하고 있으며 이로 인해 2030년까지 약 5억 명이 사망할 것으로 예상했다.

담배 한 개비가 수명을 약 5분 이상 단축한다는 연구도 있다.

흡연은 거의 모든 암의 발생률을 현저히 높인다.

폐암은 7배, 인후암은 5배나 높아지며 모든 암 사망자의 30% 이상이 흡연과 관계가 있다. 폐암은 특히 담배를 멀리 하면 거의 걸리지 않는다. 또 하루 2갑 피우는 사람이 음주를 곁들이면 구강 인두암 같은 경우 15배 이상이나 발암율이 높아진다

흡연은 동반자살인 셈이다. 흡연은 옆에 있는 가족들에게도 75%의 흡연 피해를 안겨 준다. 남편 주도의 동반 자살인 셈이다. 하루 흡연 량이 10~20개비인 경우(집안에서) 자녀의 암 발생 비율은 무

려 31%나 높아지고 천식이나 기관지염, 감기 등이 현저히 증가한다. 또 흡연에 노출된 아내는 심장마비와 관상동맥 질환(협심증 등)의 발생비율이 각각 88% 및 91% 상승한다. 또한 흡연 여성은 2~3배나 높은 기형아를 출산하는 원인이 된다. 또 흡연은 동맥경화 고혈압 중풍의 중요한 인자이다.

담배는 가정 파괴범이다. 최근엔 담배가 남성 성기능 감퇴의 주요 원인으로 지목받고 있다. 만약 담배를 하루 한 갑씩 20년 동안 피운다면 음경의 동맥경화 정도는 72% 정도나 나빠진다. 담배의 니코틴은 음경 혈관을 수축시키고 음경 혈관의 동맥경화를 촉진시키며 발기를 일으키는 해면체 조직을 직접 파괴하는데 그러면 남성의 음경은 무기력하게 고개를 숙인다.

담배는 가장 위험한 가정 파괴범이기도하다. 그만큼 흡연은 성기능에 치명적이다. 부부 사랑을 생각한다면 당장 금연해야한다. 하지만 만약 골초가 담배를 끊어도 그 후 5년이 지나서야 암 발생율이 감소하기 시작하고 10년이 넘어서야 비로소 세포가 신선한 것으로 교환된다고 하니 서둘러야겠다. 금연!

금연 방법. 최근엔 각종 금연 방법들이 줄을 잇고 있다. 가장 권하고 싶은 방법들은 의료기관의 도움을 받는 것이다. 금연교실에 가입하는 것도 좋다. 한방적인 방법이 그중 효과적인데 귀에 금연침을 3일 간격으로 시술 받게 된다. 금연에 있어 가장 중요한 것은 자신과 타인에게 흡연이 미치는 나쁜 효과를 깊이 깨닫고 금연하려는 흡연자 스스로의 의지이다.

연말연시 음주법

　우리나라는 '세계 2위의 음주국'(세계보건기구 2000년 통계)이며 특히 사십대 중년 남성의 간질환 사망률은 무려 여성의 9배나 된다. 그러니 귀댁의 남편은 음주를 당연히 삼가시는 것이 가장 바람직하다.
　나이가 들거나 음주를 반복하다보면 자연히 간기능이 떨어지게 되고 알콜 분해도 늦어져서 숙취가 쌓이게 된다. 그런 상태를 반복하다보면 간경화나 간암에 걸릴 확률이 훨씬 높아지며 위암의 발병률도 같이 증가한다.
　알콜성 간경화증이 발생할 확률은 순수 알콜량으로 하루 40~60g을 마시면 6배, 60~80g은 14배로 증가한다. 하루 소주 한 병은 넘지 않는 것이 좋고 한 번 마시면 2~3일은 쉬는 것이 중요하다. 하지만 사회생활이 그리 마음대로 되는 것은 아니니 개인의 체질에 맞게 음주 조절을 하는 것이 필요하다.

술도 체질에 맞게 마시면 덜 취하고 덜 해롭다.

평소 속이 차고 부글거리며 무른 변이나 설사가 잦은 소음인 체질자는 성질이 찬 맥주를 마시면 금세 아랫배가 아파 오면서 설사를 한다. 간 뿐 아니라 위장까지 나빠지는 것이지요. 따라서 소음인은 소주나 양주 한두 잔이 적당하다. 안주는 바나나 치즈 조각이 좋고 홍삼 꿀차를 마시면 숙취 제거에 좋다.

반대로 몸이 뜨겁고 열이 많은 체질인 소양인은 양주나 고량주 등의 독주를 마시면 두통 가슴 답답증 등이 생기기 쉬우므로 서늘한 성질의 맥주가 좋고 안주로는 귤 단감에 얼음 냉수나 녹차를 곁들이면 도움이 된다. 정히 소주를 먹겠거든 서늘한 성질인 오이를 송송 썰어 넣고 같이 마시면 된다.

태음인은 체격도 튼튼하고 간 기능도 좋지만 기관지 폐가 약하므로 술 마신 후 찬바람을 맞으면 감기에 들기 쉽다. 태음인은 비대한 경향이 있는데 숙취 제거에 사우나로 땀을 빼면 좋고 칡차나 콩나물 해장국이 약이 된다. 열이 있고 알콜 해독기능이 약한 태양인은 술에 매우 약하며 구토를 잘하므로 한두 잔 정도만 드시는 것이 좋다.

술에 약한 분은 칡이 주재료인 갈황탕 같은 한방약을 음주 한두 시간 전 드시면 도움이 되며 미리 따뜻한 죽이나 스프, 탕 같은 부드러운 음식을 드신 후에 술을 마시면 위장 부담이 적어지고 알콜 흡수도 서서히 되므로 해가 적어진다. 술을 천천히 기분 좋게 드시면 몸에 부담도 적어진다. 가능하면 소량을 마시면서 기분을 즐겁게 갖는 것이 최상의 음주법이라고 할 수 있다.

한약 복용할 때 음식 가리는 이유

한의원에 가면 한약을 복용할 때 가려야 할 음식에 대해 듣게 된다. 그래서 간혹 '이것 저것 다 못 먹으니 차라리 한약을 안 먹겠다'고 하는 분도 있고 '음식 가려 주기 힘들어 애들 한약 먹이는 것을 포기했다.'고까지 말하는 엄마들도 있다.

그러면 한약을 먹을 땐 음식을 왜 가리는 것일까? 한의학 고전에 나오는 명언 중의 명언은 '의식동원(醫食同源)'이란 말인데 음식과 약의 뿌리가 같다는 말이다. 들과 산에 나는 오곡백과가 밥상에 오르면 반찬과 주식이 되고 말린 후 한약장에 들어가면 한약이 되는 것이기 때문이다. 이것이 양약과 한약의 차이이기도 하다.

예를 들면 도라지나물은 기침약이고 곶감은 지사제이며 무씨는 진해거담제이고 오미자차는 오래된 기침이나 땀을 수렴시키고 찹쌀밥은 속쓰림 치료제이고 은행 열매는 천식 약이며 식혜를 해먹는 엿기름(맥아)은 건위 소화제이다.

다만 어떤 식물은 약으로서의 성질과 치료적 효능이 적어 밥상에 자주 오르고 어떤 식물은 성질이 강하고 간혹 부작용이 있어 주로 약장에 들어가 있다는 점이 다를 뿐이다.

따라서 모든 음식물이 우리 몸 안에 들어가면 차고 서늘하고 뜨겁고 따뜻하거나 평온한 작용을 하게 된다. 그것을 약의 성질이라고 하는데 모든 질병도 그같은 성질을 갖고 있어서 열병에는 찬 약을 쓰고 서늘한 음식을 가려먹어야 하고 반대로 냉병에는 따뜻한 성질의 약을 쓰고 더운 음식을 선택해 먹는 지혜가 필요한 것이다. 바로 이것이 음식을 가려먹으라는 주된 이유이다.

그 다음으로 자주 듣는 주의사항이 돼지고기와 닭고기를 삼가라는 것이다. 가장 큰 이유는 이들 육류가 지방질이 많아 특히 병약자에게는 소화흡수가 쉽질 않다는 점이다.

술을 마실 때 고기 안주를 먹으면 알코올의 흡수가 느려지는 것처럼 한약 복용시 이들 육류를 섭취하면 약물의 흡수에 어려움이 있어 약효를 떨어뜨릴 뿐 아니라 복약시 소화불량증 유발이 가장 흔한 이유가 되기도 한다. 또한 돼지, 닭고기에는 콜레스테롤과 지방이 다량 함유돼 있어서 고혈압 동맥경화 심혈관 질환자는 삼가는 것이 좋다. 다만 소화력이 왕성한 어린이는 돼지 닭고기를 적당히 먹어도 된다.

어린이질환에 있어서도 가려야 할 음식이 자주 등장하는데 면역기능이 아직 미숙한 소아들에게 태열기 알레르기성 비염 알레르기성 천식 같은 알레르기성 질환이 많기 때문이다. 알레르기 질환에서는 특정 음식이 급작스런 알레르기 반응을 일으키거나 서서히 질병 악화를 조장하기 때문에 음식 섭취는 지시대로 따르는 것이 바람직하다. 더불어 각종 인스턴트 식품은 한약의 흡수를 방해하고 소화불량증이나 복통을 일으키거나 약효를 떨어뜨리기 때문에 최대한 삼가는 것이 필요하다.

    이런 이유들 때문에 한의원에선 화학약품을 주로 쓰는 양약과 달리 한약 복용 중 음식을 가리기를 권한다.

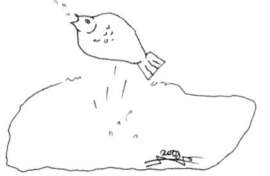

갱년기 장애

시도 때도 없이 얼굴이 후끈 달아오르면서 등에 식은땀이 주륵 흐르고 가슴은 두근두근 방망이질친다. 또 한밤중에 얼굴이 뜨겁게 달아오르면 문을 열고 베란다에 나가기도 한다. 또한 전에 없이 짜증도 잘 나고 괜스레 우울해지곤 한다. 음부가 자주 가렵고 질이 건조해진다. 오십 전후의 주부가 이런 증상이 있다면 갱년기 증상이다.

평균 수명이 미처 오십이 못 되었던 과거에는 많은 여성이 갱년기조차 경험하지 못하고 사망하기도 했다. 그래서 '인생이 칠십까지 살기도 힘들다' 라는 말도 나왔었다. 하지만 이제 여성들의 평균 수명이 여든을 훌쩍 넘기는 시대에 우리는 살고 있다.

대다수 여성이 장수의 길로 접어들면서 여성들은 바야흐로 제2의 사춘기인 갱년기를 맞이하게 되었으며 동시에 노인성 질환의 증가 및 폐경기 증상과 골다공증이란 문제를 떠안게 되었다.

폐경기 요법으론 여성호르몬 투여가 최선이라고 여겨져 세계적으로 수많은 여성들이 이 약을 복용해 왔다. 최근 미국 국립보건원 산하 '심장' '폐' '혈액 연구소'에 의해 이 같은 갱년기 호르몬 요법이 유방암 심장병 중풍 등의 위험을 높이는 것으로 밝혀진 후 주부들이 불안해하고 있는 실정이다.

그러면 갱년기를 건강하고 자연스럽게 넘기는 방법은 없는 것일까? 먼저 자연 식품을 많이 섭취해야 하는데 특히 콩밥, 순두부, 두유 등 콩식품을 많이 먹으면 갱년기 증상의 예방과 치료에 상당한 효과가 있다. 콩에는 여성호르몬과 유사한 성분의 '이소플라본'이 있기 때문이다. 콩 식품이 유방암 발생을 낮춰준다는 조사도 많으며 한국여성의 유방암 비율이 비교적 서구에 비해 낮은 이유도 두부 된장 등 콩식품 섭취가 많기 때문으로 여겨진다.

또 멸치 등 뼈째로 먹는 생선이나 우유 치즈같이 칼슘이 많은 식품, 시금치 등 녹황채 채소는 골밀도를 높여 골다공증을 예방 치료해준다. 반면 자극성 음식이나 카페인이 든 식품과 술 담배는 해롭다. 또 골다공증 예방엔 하루 30분 이상 걷거나 조깅이나 가벼운 등산 등 체중이 실리는 운동을 일주에 3~4회 이상 꾸준히 하면 효과가 크다. 꾸준한 운동 이상 골다공증에 좋은 처방은 없다.

운동을 삼사십 대부터 시작했다면 더 없이 좋지만 이제부터라도 즉시 시작하면 된다.

만약 얼굴이 달아오르고 식은땀이 나는 등의 폐경기 증상이 극심한 경우엔 한약물 치료를 받으면 되는데 대개 2~4주 정도면 불편한 증상이 사라지게 된다.

겨울철 불청객 감기

소매 끝을 파고드는 찬바람이 더욱 매서워지는 요즘 같은 늦가을, 이때쯤이면 어김없이 감기 환자가 늘게 마련이다.

건강한 사람들에게 감기는 며칠 머물다 가는 손님이나 다름없지만 어떤 이들은 날씨만 쌀쌀해지면 지독한 기침, 콧물 뿐만 아니라 두통, 팔 다리 통증 등 전신적 증상으로 오랜 기간 곤욕을 치르기 때문에 감기에 걸릴까 전전긍긍하게 마련이다.

그러면 감기는 예방할 수 있을까. 흔히 예방 백신을 맞으면 감기에 걸리지 않을 줄 알지만 그 해에 유행할 것으로 예측된 3~5종의 바이러스에 대한 면역만 될 뿐이다. 그러나 감기를 일으키는 바이러스는 250여 종이 넘는다. 감기에 잘 걸리는 분은 찬바람에 오싹만 해도, 밤샘작업만 해도, 조금만 스트레스를 받고 과로해도 바로 코가 맹맹해지고 재채기를 하거나 기침 오한이 생기면서 감기를 시작한다. 이런 일반 감기는 백신을 맞아도 역시 걸린다.

그렇다면 감기는 속수무책일까. 약 2천년 전에 쓰인 한방의 '바이블' 〈황제내경〉에 보면 '사지 소주 기기필허(邪之所湊 其氣必虛)'란 유명한 말이 나온다.

다시 말해 병원균에 감염되어 병에 걸리는 이유는 반드시 원기가 허약하여 질병에 대한 저항력(원기)이 떨어졌기 때문이라는 말이다. 감기는 원래 허약할 때 나쁜 기운(사기:바이러스 또는 찬 기운 등)에 감염됐다는 의미이다.

그러므로 감기는 원기를 북돋우어 자연치유력을 높임으로써 예방할 수 있고 또 근본적인 치유가 가능하다. 감기는 여러 가지 합병증을 유발할 수 있으므로 증상이 심한 경우 적절한 치료가 필요하다. 그러나 한방 감기약은 졸리거나 위장장애가 거의 없어 노약자나 수험생에게 좋다. 만약 감기 초기나 가벼운 감기라면 음식요법만으로 호전되는 경우도 많다.

집에서 도움이 되는 단방 요법 몇 가지를 소개하면 콧물, 코막힘 증상엔 따끈한 칡차가 좋고 마른기침엔 오미자차에 꿀을 약간 첨가해 마시면 효과가 있다. 콧물이 나면서 약간의 두통과 오한기가 있는 감기 초기 증상엔 마른 칡뿌리(갈근) 10g을 달여 하루 여러 차례 마시면 효과가 있다. 몸살감기 초기엔 파 흰 뿌리 4~5개와 생강 4~5g을 400cc의 물에 달여 반으로 졸면 2번 정도로 나눠 마시고 땀을 낸다.

또 가래가 끓는 기침, 천식엔 은행을 껍질을 벗겨 참기름에 볶은 것을 하루 십여 개씩 먹는다. (2주 이상 계속 복용을 피함) 가래가 많거나 가래가 잘 떨어지지 않는 기침엔 무씨(나복자) 6~8g을 물에 달여 하루 3차례 식후에 나눠 마신다.

또 평소 손발이 차고 빈혈기가 있는 사람은 홍삼차나 생강차를 자주 마시면 도움이 된다.

목구멍이 아프면서 기침이 있다면 도라지 뿌리를 달여 차처럼 마신다. 또 오래 가는 기침 감기엔 잣죽과 호도죽을 쑤어 먹거나 곶감을 먹는 것도 좋은 식이요법이다.

동시에 충분한 수분섭취 및 비타민C가 많은 귤 감 등 과일과 소고기 추어탕 등 영양가 높은 고단백 식품을 듬뿍 먹는 것도 예방과 치료에 큰 도움이 된다.

겨울철 감기 예방을 위해선 충분한 실내 습도(60% 정도)와 20℃ 내외로 유지하고 환기와 청소를 자주하여 쾌적한 공기를 유지하는 것이 필요하다.

그리고 적당한 운동을 꾸준히 하고 성장에 필요한 영양분을 골고루 섭취하는 것도 중요하다.

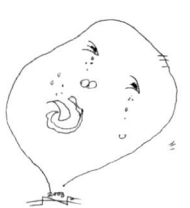

구안와사증

40대 초반의 B여사는 최근 심한 스트레스를 받으면서 두통과 불면증에 시달려 왔는데 가끔씩 얼굴 근육이 떨리더니 왼쪽 귀 아래와 뒷목 오목한 곳이 이틀 전부터 아파 왔다.

그냥 두통 약을 먹었는데 아침에 일어나 양치질을 하는데 물이 그냥 입 밖으로 흘러내리고 왼쪽 얼굴이 먹먹하고 감각이 이상했다. 그래서 거울을 본 B여사, 충격으로 입이 다물어지질 않았다. 얼굴 전체가 한쪽으로 비뚤어져 있었기 때문이다.

이 같은 증상을 한의학에서 '구안와사증' 이라 부르는데 제7뇌신경인 안면신경의 마비로 일어난다.

구안와사증은 비록 치료가 잘 되는 질환이지만 특히 여성에게는 그 당혹감이나 충격이 이루 다 말할 수 없다.

반쪽 얼굴 이마에 주름이 잡히지 않으며 눈을 감아도 완전히 감기지 않고 흰자위가 드러나며 볼 안쪽에 음식물 찌꺼기가 끼어도 밀어 내지 못한다. 또 입을 오므려 둥근 오형도 만들 수 없고 휘파람을 불 수도 없다.

구안와사증은 한두 살 젖먹이로부터 팔순 노파에 이르기까지 남녀노소를 가리지 않는다. 연중 무휴로 발생하고 추운 겨울철에 가장 많이 나타나지만 요즘같이 선선한 바람이 부는 환절기에도 심심찮게 발생된다.

구안와사증은 비록 안면신경의 마비로 초래되지만 실은 그 전에 반드시 누적된 과로와 심한 스트레스, 한냉 자극, 감기, 원기 부족과 빈혈 등에 의해 일어난 기혈의 순환장애가 선행된 경우가 대부분이다.

최근엔 공부 스트레스 때문인지 중 고등학생들이 부쩍 늘고 있다.

평소 얼굴 근육이 자주 떨리거나 편두통이 빈발하는 이는 조심해야 하며 혈액순환이 잘 안되는 체질적 소인이 있는 자는 주로 환측에 또는 드물지만 반대측을 번갈아 가며 3~4회까지도 재발되는 예도 있다.

할머니를 치료하는 동안 손녀딸이 구안와사로 오기도 하고 엄마가 그랬는데 딸도 뒤이어 걸리기도 한다. 혈액순환이 잘 안되는 체질에서 구안와사증은 잘 발생되기 때문이다.

구안와사증의 치료 기간은 극히 경미한 경우, 침 한두 번에도 좋아지기도 하지만 완전한 마비가 왔을 경우엔 보통 3~4주 정도이다. 초기엔 풍사를 제거해야 하며 그 이후론 손상된 원기를 보강하고 혈액 순환을 도우면서 침 뜸 부항 한방 물리요법 등을 증상에 맞게 실시해야 한다.

구안와사증은 초기 3~5일 이내의 치료가 매우 중요하며 후유증을 남기지 않는 것이 치료의 목표이다.

구안와사증이 발생되면 당황하여 용하다는 돌팔이를 찾아 헤매거나 얼굴이나 팔에 벌레나 약초즙을 붙이고 상처를 내거나 불필요한 CT검사, MRI 촬영까지 하는 경우가 종종 있다. 그러나 초기에 가까운 한의사를 찾아 한방치료를 받는 것이 가장 바람직하다. 구안와사증은 한방의 우수한 치료 효과가 돋보이는 질환이다.

구안와사증은 과도한 스트레스를 피하고 늘 적당한 운동으로 체력 단련을 해야 하며 영양가 있는 식품을 체질에 맞게 섭취하면 예방할 수 있다.

두통이 자주 발생되거나 감기에 자주 걸리는 사람은 칡즙이나 칡차를 자주 마시면 좋다.

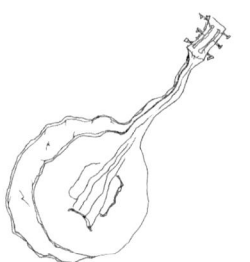

남성 성기능 장애의 예방

 남성의 성기능 장애도 그 전조 증상을 파악하여 미리 적절한 치료를 하면 발기 부전을 미연에 예방하거나 가능한한 지연시킬 수 있다.
 남성이 외도를 하지 않는데도 한 달이 넘도록 아내를 거들떠보지 않는다(성욕 감퇴). 두 번에 한번 꼴로 발기가 잘 되지 않는다. 발기가 되어도 곧바로 말랑거려 성행위를 유지할 수 없다. 한 달 이상 조루가 지속된다. 성 관계 후엔 몸이 가뿐하지 않고 머리가 묵직하거나 전신이 노곤한 것이 하루 이상 지속된다. 사정할 때 별 쾌감이 없다.
 만약 위에 열거한 증상들이 두개 이상 있다면 댁의 남편이 발기 부전증에 걸릴 수 있다는 적신호라고 생각할 수 있다. 한의학적으론 원기나 양기가 부족된 소치이다. 그대로 방치하면 대개 노쇠 현상도 빨라지게 된다.

남성 성 기능 장애의 종착역은 발기가 안 되는 발기 부전증(양위증)이다. 최근엔 사오십 대에 나타나는 경우도 종종 있다.
　물론 최근 전 세계적으로 각광을 받고 있는 '비아그라' 같은 발기 유발제를 복용하는 방법도 있지만 심장이 좋지 않거나 건강이 나쁜 사람은 위험하기도 하고 매번 그렇게 하면 결국 나중엔 건강에 무리가 따르게 된다. 또한 음경에 보형물을 삽입하여 성생활을 가능케 해주는 수술이 있지만 '소 잃고 외양간 고치는' 격이며 또한 최후의 수단일 뿐이다.
　따라서 위에 열거한 전조 증상들이 남편에게 나타나면 즉시 관심을 갖고 상담이나 치료에 임하는 것이 좋다. 물론 이런 증상은 처음엔 일시적인 현상일 수 있다. 하지만 이런저런 핑계로 방치하면 '호미로 막을 것을 가래로도 막지 못하게' 된다.
　이같은 발기부전 '전조 증상'은 직장 업무와 스트레스에 몹시 시달리거나 체력이 급격하게 감퇴된 때에도 많이 나타나며 대부분 노쇠현상과 더불어 일어난다. 동시에 만성피로, 권태감, 의욕 상실, 요통, 두통, 견배통, 불안, 불면증 등이 동반되기도 한다. 평소 스트레스의 적절한 해소, 충분한 휴식과 수면, 1주 3~4회 이상의 적당한 운동, 체질에 맞는 음식 섭취 및 금연, 그리고 따뜻한 부부 사랑이 있다면 발기부전은 70세 이후까지도 나타나지 않을 수 있다.
　사십 고개를 넘어가는 남성의 경우 어느 정도의 정력 감퇴를 느끼더라도 대부분 아직 성기능 장애는 아니다. 하지만 가까운 시간 안에 한방 진단을 한 번 받아 성기능을 점검해 보는 것도 필요하다.

남성 갱년기 장애

　사십대 이후의 남성에게서 아래에 열거한 증상 가운데 두 개 이상의 증상이 나타나면 남성 갱년기 증상에 해당한다고 볼 수 있다.
　● 사십대 이후의 남성이 뚜렷한 이유 없이 심한 피로감을 느끼거나 무기력증이 있고 밤새 잠을 잘 못 이루거나 잘 잊어버린다.
　● 근육의 힘이 빠지면서 아랫배가 나오고 업무 집중력이나 추진력이 떨어지면서 일할 의욕이 감퇴된다.
　● 사소한 일에도 참지 못하고 신경질을 내면서 예민하게 반응한다
　● 갱년기 여성처럼 간혹 얼굴이 달아올라 화끈거린다.
　● 성욕이 떨어져 잠자리를 피하고 발기도 잘 안되며 발기가 되더라도 단단하지 못해 사정에까지 못 이르기도 한다.
　여성에게서만 갱년기가 있는 것은 아니다. 나이가 들면서 신체의 각종 기능이 쇠퇴하고 호르몬 분비가 떨어지게 되면 남성에게도 노

화현상의 일종으로 이같은 갱년기 증세가 나타난다. 이런 증세가 있어 종합병원에 가서 정밀 진단을 받아도 대개는 아무런 이상도 나타나지 않는다. 하지만 최근엔 많은 남성 갱년기 증상이 남성호르몬이나 성장호르몬의 현저한 감소가 그 원인으로 알려지고 있다.

한방에서 양허 증상이라고 부른 것이 바로 남성 갱년기 증상이다. 속말로 양기부족이라고도 부른다. 양허 증상은 보양 보기 요법을 받으면 좋은 효과가 있다.

남성 갱년기를 예방하거나 쉽게 벗어나기 위해서는

첫째, 마음을 편안하게 안정시켜 스트레스로부터 벗어나야 한다. 스트레스는 만병의 근원이므로 여유 있고 긍정적인 사고가 필요하다.

둘째, 하루 30분에서 1시간씩 투자하여 일주 4~5차례 이상 꾸준한 운동이 필요하다. 운동을 하면 근력이 강화되고 호르몬의 분비가 증가된다.

셋째, 체질에 따른 식이요법을 하면서 술 담배를 끊고 주로 자연식을 해야 한다. 잡곡밥을 비롯해 콩이나 두부 청국장 미역국 등이 좋은 식품이다.

넷째, 이상과 같이 했어도 갱년기 증상이 지속될 경우 전문가와 상담을 해야 한다. 만약 화끈거림이 없는 경우, 음약곽 10~20g을 녹차와 같이 우려내 차처럼 하루 1~2회 나눠 마시면 도움이 된다.

명절증후군

　추석(명절)이 오면 많은 주부들이 몸과 마음이 아파 몸살을 앓는다. 편두통, 뒷목 뻣뻣함, 팔다리의 저림과 통증, 복통, 설사, 소화 불량증, 가슴 답답증, 가슴 뜀 등의 증상과 더불어 울화가 치밀기도 하고 간간이 우울증세도 나타난다. 드물지만 숨이 곧 끊어질 것 같이 가슴이 벌렁대고 호흡이 곤란해져서 응급실에 실려 가기도 한다. 하지만 큰 병으로 진단되는 경우는 별로 없다.
　소위 '명절 증후군'이다.
　뿐만 아니라 추석 같은 명절이 끝난 다음 날이면 몸살과 편두통, 복통 등을 호소하며 찾아오시는 분도 부쩍 는다.
　왜 추석엔 주부들이 아플까.
　그 이유는 추석(명절)이 남자와 아이들만의 명절이기 때문이다. 좀 달리 말하면 명절은 시댁 식구들의 잔치이기도 하다. 아이들은 먹을 것과 용돈이 풍부해지는 명절이 마냥 즐겁고 또래의 친척들도 모두 모이니 마음도 한껏 설렌다. 어른들도 직장 스트레스에서 벗어나 며칠 밤낮을 보고 싶은 동기간 및 벗들과 더불어 즐긴다.

하지만 주부에겐 이같은 명절이 무엇을 의미할까.

바로 '과로와 스트레스'이다. 벌써 몇 주 전부터 혼자서 제수 음식 장만에 머리가 무겁고 들어갈 경비 계산하랴, 장보기 하랴, 음식 장만에 몸이 몇이라도 부족하다. 그것뿐 아니다. 추석엔 수많은 시댁 친척 속에서 숨을 죽이고 적응을 해야 한다.

그럼에도 불구하고 갖가지 스트레스가 엄습하기 마련인데 이미 몸은 파김치 같고 인내력은 가끔 한계에 이른다. 그런데도 음식 접대는 한시도 끊이질 않고 제사는 남자끼리만 드린다.

조상을 기리는 대표적인 우리 민족의 미풍양속이자 즐거운 잔치날인 추석날, 온 가족이 행복하기 위해선 이제는 변화가 있어야 할 것 같다.

피로하고 지치고 예민해진 주부에게 남편이 끓여주는 따끈한 대추차 한잔은 '약이 되는 음식'이다. 대추차는 마음을 안정시키고 숙면을 취하게 해 줍니다. 손발이 저리고 찬데도 도움이 된다. 너무 지치고 기운이 없으면 인삼차가 좋다. 인삼차는 원기를 북돋아 준다.

이런저런 이유로 주부에겐 추석이 고달프다. 이렇게 힘들게 추석을 맞는 아내에게 향한 남편의 따뜻한 사랑과 격려야말로 최상의 치료 '약'이 될 것이다.

방노상

40세의 k씨가 초췌한 얼굴로 찾아 왔다.

k씨는 매일 아침 일어날 때가 제일 괴롭다. 눈을 뜨면 정신이 맑지 않고 전신의 힘이 빠진다. 늘 머리가 무겁고 팔다리의 근육이 시고 쑤시며 어지럽고 가슴이 뛰면서 숨이 가쁘다. 등 가슴이 벌어지려 하고 무릎엔 항상 찬바람이 들어오는 듯 시리며 허리와 전신 뼈마디가 쏙쏙 애린다. 매사에 쉽게 지치고 항상 노곤하다. 물론 조루도 있다. 맥을 보니 신장이 매우 허약해 있었다. 진찰을 더 할 필요도 없이 방노상임을 알 수 있었다.

"성 관계를 갖으면 일 주 정도는 머리가 맑지 않고 전신이 노곤하면서 자근자근 쑤시죠?"

"아니요, 일 주가 아니고 꼬박 한 달은 가는 것 같아요. 그러면서 아래가 묵직하면서 빠져나가는 듯하고요. 그것만 하면 기가 다 빠지는지 아무 것도 할 수 없어요."

k씨는 한 번 성교 후 거의 한 달씩이나 성교후유증으로 시달린다고 한다. 성교후유증이라면 대개는 처음 듣는 말이겠지만 필자는 흔히 접하는 증상이며 실제 많은 남자들이 자신도 모르게 성생활로 인한 만성피로로 시달리는 것을 볼 수 있다. 그 성교후유증이 바로 '방노상' 인 것이다.

젊을 때 무절제한 성생활로 방종했거나 결혼 후 자신의 체력을 뛰어 넘는 과도한 부부생활을 장기간 즐긴 경우, 또는 원래 병골로 신체가 지나치게 허약한 사람 등은 심한 경우, 성교 도중이나 성교가 끝난 후 적게는 몇 시간에서 많게는 1~2주 이상 비록 대부분 일과성이지만 소위 방노상으로 시달리곤 한다.

방노상이 있는 남성들은 단 한번 쾌감을 느끼는 대가로 긴 시간을 육체적인 괴로움으로 시달리지만 그런 줄을 아내들이 어찌 알랴.

물론 많은 남성들에겐 성교는 다른 것으로 보상할 수 없는 상당한 쾌감과 약간의 기분 좋은 피로가 있을 뿐이며 대개는 아무런 불쾌감 없이 하룻밤 수면만으로 모든 것이 해소된다. 하지만 방노상이 있는 남편들은 아내가 옆에 오는 것이 걱정스러울 뿐이다.

혹자는 섹스를 하면 할수록 아름다워지고 또 건강해지며 나아가 IQ까지도 높아진다고 강조한다. 그런가 하면 어떤 이는 남자의 성기는 안 쓰면 녹슨다면서 용불용설(用不用說)이란 말로 겁주기도 한다.

한의학에서 방노상은 지나치게 빈번한 성교로 인해 주로 신장의 정(精;정액이나 호르몬)이 고갈되고 급기야는 전신의 기능이 쇠약해지는 질병을 말하는데 대부분 발병이 느리고 완만하게 시작하여 비교적 오랜 기간에 걸쳐 형성되는 복합 증후군인데 여성에게도 간혹 나타나지만 남성이 90% 이상을 점유한다.

   방노상이 있는 남성은 쉽게 노쇠하고 수명도 단축된다.

   물론 정력도 남아 있을 리 만무하다.

   방노상에 걸리지 않으려면 매주 3~4회 정도의 꾸준하고도 적당한 운동, 과도한 스트레스 해소, 체질에 맞는 영양관리가 중요하며 즐거운 부부생활을 지속하기 위해서도 초기에 한방 치료를 받는 것이 중요하다.

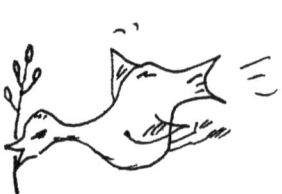

산후풍

외국에선 출산하자마자 엄마가 찬물로 샤워도 하고 가벼운 운동도 하며 일상 생활에 바로 복귀한다. 그걸 한때 우리 나라의 여러 병원에서 따라 했는데 모두 크게 낭패를 보았다. 그렇게 따라 한 많은 산모들이 각종 신경통이나 류마티즘성 관절염에 걸렸기 때문이다. 이는 체력의 차이에서 비롯된 현상이다.

여성이 출산 후에 충분한 조리를 잘 하지 못하면 산후풍에 걸린다. 산후풍은 출산 후유증을 말한다. 출산 후 제대로 된 안정을 취하지 못하거나 몸의 회복력이 약하여 자궁 및 그 부속기의 원활한 원상 복구가 잘 안될 때 기혈의 순환장애가 일어나 산후풍이 발생된다. 따라서 산후 조리 부실이 주부들의 평생 건강에 미치는 영향은 매우 크다.

산후에 허리, 엉덩이, 뼈 관절, 무릎, 손목, 발목, 손가락, 어깨, 가슴 등 거의 전신의 관절이나 근육이 빠질 듯 아프고 쑤시며 얼음에 닿은 듯 차고 시리면서 뻣뻣하거나 손발이 쥐가 나듯 저리면 산후풍이다.

그러므로 체력에 따라 산후 6~8주 동안의 산욕기 산후조리(안정)를 적절히 취해 산후의 건강을 도모해야 한다. 물론 그 기간 동안 절대적인 안정을 해야 하고 또 뜨겁게 불을 때 땀을 내야 하는 것은 아니지만 출산 후 초기엔 아기를 오래 안거나 장시간 서 있는 자세는 해로우며 선풍기나 에어컨 바람을 쐬거나 몸을 차게 하면 산후풍에 쉽게 걸릴 수 있다.

산후 조리약은 언제쯤부터 복용할 수 있을까?

산후 3일 정도면 산후 조리약을 복용하기 시작할 수 있다.

이때는 자궁 수축을 돕고 산후 복통을 해소하면서 늘어난 관절이 제자리로 빨리 돌아갈 수 있도록 해준다.

또 산후 1~2주 땐 자궁 및 체내 어혈을 푸는 약을 복용하고 3~4주 이상에서는 소모된 기혈을 보강해 주는 치료를 허약한 산모가 받으면 산후풍을 예방, 치료할 수 있으며 유즙 부족에도 효과가 있다. 산후 조리약은 한두 제 복용하면 대개 만족할 만한 결과를 얻을 수 있지만 체질에 따라 좀더 장기간 복용이 필요한 경우도 있다.

허약한 여성은 평생 건강을 위해 꼭 산후 조리약을 복용하라고 권하고 싶다.

흔히 산후풍으로 시달리는 여성들을 유혹하는 말이 있다,

'애를 하나 더 나으면 산후풍이 씻은 듯 낫는다,' 는 말이 그것이다. 애를 하나 더 낳고 조리를 잘하면 정말 더 건강해질까?

우스운 소리이다.

자연계에서 새끼를 낳고 죽는 생물은 많다.(물론 자신을 먹이로 제공하는 경우도 있지만), 암컷은 출산을 반복하면서 늙어간다.

산후에 와서 흔히 '사물탕 주세요.' 하는데 사물탕은 산후조리약이라기보다는 산후 한 달 정도가 지나서야 복용할 수 있는 보약 중 하나이다.

요즘엔 시어머니가 지어주는 산후조리약이 증가하는 추세이다. 시어머니의 부축을 받으며 산후 조리약을 지어가는 산모를 보면 무척이나 행복하게 보인다.

임신중절 (소파 수술) 수술 뒤에도 최소한 2~3주 정도의 산후 조리에 준하는 조리 기간이 필요하며 인공유산을 시킨 후에도 조리약을 복용하면 회복에 큰 도움이 된다.

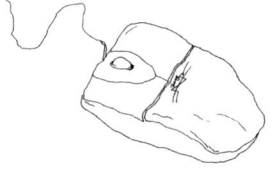

생리불순

　생리가 규칙적이고 아무런 이상이 없는 여성은 일단 건강한 여성이라고 볼 수 있다. 생리는 여성의 꽃다운 전성기에 일어나는 신체적 현상이며 아직 건강한 임신을 보장할 수 있을 만큼 싱싱한 자궁과 신체를 유지하고 있다는 증거이기도 하다.
　반면에 생리가 한두 달 또는 그 이상씩 건너뛰거나 하루 이틀만에 사라질 정도로 생리량이 극히 적은 여성은 대개 몸이 마르고 위장도 약하다. 음식물의 섭취나 소화흡수가 부실하며 신장기능도 약하여 허리도 자주 아프고 생리통도 종종 동반된다.
　아가씨 때부터 생리가 불규칙하고 소량이면서 빨리 끊어지는 여성들은 대개 선천적으로 자궁이 부실하게 태어난 경우가 많다. 친자매간이나 어머니도 비슷한 생리 양상을 보이는 때가 대부분이다. 이런 경우 배란도 잘 안되기 때문에 결혼 초 임신이 잘 안되어 고생을 하는 경우가 흔하다.

또한 피부가 건조하거나 거칠어지기 쉽고 손발도 차고 소화불량증도 있고 어지럼증이나 두통도 잘 나타난다. 따라서 결혼 전에 반드시 생리불순을 정상화시킨 후 결혼시키는 것은 현명한 친정 엄마의 배려이기도 하다.

주부의 경우 생리량이 점차 감소되고 생리가 건너뛴다면 자신의 건강 상태가 점점 안 좋은 쪽으로 가고 있다는 표시이므로 적극적인 대처가 요구된다. 더불어 얼굴 화끈거림이 간혹 나타난다면 조기 폐경과 골다공증의 가능성이 크다.

생리가 건너뛰거나 생리량의 현저한 감소는 그 자체가 병은 아니다. 종합 검사를 해보아도 대부분 아무 이상도 없다. 하지만 여성의 건강이 점차 좀 먹어가고 있다는 확실한 증거이며 이와 동반하여 피부가 건조해지거나 기미가 끼고 요통이 빈발하며 나아가 불임, 골다공증, 조기 폐경 등을 앞당기기도 하고 질 건조증을 일으켜 부부 관계에 큰 부담을 주기도 하므로 조기에 관심을 갖고 치료에 임하는 것이 바람직하다.

따라서 정확한 진단에 따라 너무 마른 여성은 체중이 적당히 오르게 하고 위장이 약한 여성은 비위기능 강화를, 빈혈이 있다면 보혈 치료를, 자궁이 차고 무기력해졌다면 신장과 자궁을 강화시키는 동시에 적당한 운동도 병행하여 허리와 하체를 단련하는 것도 중요하다. 물론 스트레스도 나쁜 영향을 주므로 편안한 마음 자세도 필요하다.

성장통

요즘 나이 지긋한 어르신들처럼 다리 무릎 정강이뼈나 허리 팔 등이 밤만 되면 쑤신다면서 아파서 잠도 못 자고 밤새 주물러 달라 하는 어린이가 늘고 있다. 몇 주씩 통증이 계속 지속되기도 한다. 진찰을 받으면 십중팔구 그저 크면서 나타나는 현상이니 염려하지 말라는 이야기를 듣게 되고 병원에서 괜찮다는데 엄마도 안심이다. 하지만 아이가 계속 아프니 이제 X-RAY촬영도 하고 다른 진찰도 더 해보지만 검사 결과는 대부분 아무 이상도 없다. 그러면 성장통이란 병명이 붙게 된다.

성장통의 원인은 성장기에 뼈와 그 주변을 감싸고 있는 근육, 인대 등의 발육 속도가 달라 생긴다는 설이 있지만 아직 정확한 것은 없다. 한의학적으로는 간과 신장의 정기가 약해서 나타난다.

성장통 어린이는 성장해서도 요통이나 다리 신경통이 더 많다. 보통 4~12세의 아이들에게 잘 나타나고 주로 양쪽 무릎이나 발목,

허벅지나 정강이에 통증이 나타난다.

옛날, 입가가 찢어지면 입이 커나가는 과정이라면서 대수롭지 않게 여겼었지만 실은 비타민 B2 결핍이 그 원인이었다. 이젠 달걀과 우유 등을 흔하게 먹어 그 증상은 없어진 대신 다른 영양소군의 부족과 성장의 균형이 깨져 어린이의 약 20% 정도에서 나타날 정도로 흔해진 것이다. 물론 인스턴트 식품 섭취과다와 편식이 심한 반면 활동량도 훨씬 많아졌고 성장 발육도 전과는 비교가 되지 않게 좋아진 것도 한 이유이다.

성장통은 집에서도 치료할 수 있다. 아픈 부위를 엄마 손으로 살살 문지르며 지압해 주거나 안티프라민 등을 발라 마사지해 주면 좋고 따뜻한 물로 샤워를 해주거나 뜨끈한 물수건 찜질도 효과가 있다. 만약 단순한 성장통이 아닐 경우 더 아프다고 거부할 것이다. 우선 뛰어 놀지 못하게 하면서 연골성분이 풍부한 도가니탕, 칼슘이 풍부한 멸치를 비롯해 뼈째 먹는 생선 류와 우유, 치즈, 비타민과 미네랄이 풍부한 과일과 소고기, 호도, 잣 등의 고단백 식품(식물성 및 동물성)을 충분히 공급해 주면 대개는 서서히 증상이 호전되기 시작한다. 또한 추어탕을 저녁마다 1~2주 정도 먹여도 좋다.

만약 1~2주 이상 그렇게 해도 다리의 통증이 가시지 않으면 혹시 다른 질환이 아닌지 일단 진찰을 받아보시는 것이 바람직하다. 한방치료로 간과 신장을 보강하면서 뼈와 근골을 튼튼히 만들어 주면 가벼운 성장통은 1~2주 내에 대부분 치료된다.

수족냉증

늦가을 이후 기온이 한랭해지기 시작하면 여성들의 몸도 함께 차지기 시작한다. 찬 기온 때문에 모세혈관이 수축하고 혈액 순환이 나빠지기 때문이다. 따라서 평소 몸이 찬 여성들에겐 추운 가을 겨울은 냉증이 악화되기 쉬운 계절이다.

여성들에게 나타나는 냉증은 크게 두 가지로 나눠볼 수 있다.

하나는 여성들의 손발이 여름에도 선뜩할 정도이거나 아랫배가 얼음장같이 차거나 또는 허리 무릎 다리 등에 찬바람이 들어가는 느낌이 들 정도로 차고 시린 등의 증상이 그것이다. 겨울뿐만 아니라 여름에도 다른 사람이 싫어할까 봐 손마저 잡기가 힘들다.

말 그대로 몸이 차게 느껴지고 피부가 차면서 추위를 타는 증상을 말한다. 심장이나 콩팥 위장 등이 허약하거나 기허, 혈허, 어혈 등의 다양한 원인이 있지만 결국 혈액 순환이 잘 안 되어 허리 이하 부위가 차져서 오는 증상이다.

다른 하나는 허리 이하 부위에 냉한 증상이 있는 사람들에게서 주로 나타나는 냉증이다. 마치 추워지면 비염 환자들의 코 점막이 울혈되면서 콧물이 많아지는 것처럼 기온이 내려가면 이들의 자궁에서 분비물이 과다하게 증가하면서 냉이 많아지는 경향이 있다. 이 증상을 소위 '냉' 또는 '대하증'이라고 부른다.

한방에선 여성의 체질을 개선하여 몸을 따뜻하게 만드는 완대탕 같은 처방을 주로 쓰는데 그러면 찬 기운이 사라지고 대부분의 냉은 자연히 물러가기 때문이다.

여성이 냉증에 걸리지 않으려면 평소 꾸준한 건강 관리가 필요하다. 평소 손발이 차거나 아랫배가 싸늘하고 추위를 잘 타는 여성은 냉한 체질자이며 곧 얼마 지나지 않아 분비물이 과다하게 분비되는 냉증(대하증)에도 걸릴 가능성이 많기 때문에 다음과 같은 생활을 하여 냉증을 피해야 한다.

1. 평소 꾸준한 운동으로 심장을 강화하고 혈액순환을 좋게 한다.
2. 스트레스를 잘 해소하고 신경 쓸 일을 가능한 한 피한다.
3. 기온이 내려가면 가능하면 치마 대신 꼭 끼지 않는 바지 착용하고 속옷은 순면 제품을 착용해야 하며 하체는 따뜻이 보온한다.
4. 위장병에 걸리지 않도록 소화가 잘되고 따뜻한 성질의 음식을 적당히 먹는다.
5. 부부가 함께 깨끗하고 건강한 성생활을 한다.
6. 여성 청결제는 냉이 있을 때 사용하지 말고 질 세척을 피하며 샤워만 한다.

간단한 단방요법과 좌욕법을 소개한다.

1. 연밥 씨와 마 각 20g씩을 물에 달여 식전에 따뜻한 물로 마신다.

2. 평소 쑥차를 하루 3회 이상 꾸준히 마신다.

좌욕법은

매일 저녁 고삼 또는 사상자 30g을 물에 달여 대야에 담고 그 김을 10여 분 쏘인 후에 물이 따뜻할 정도로 식은 다음 외음부만 가볍게 담그기를 반복하면 치료에 많은 도움이 된다.

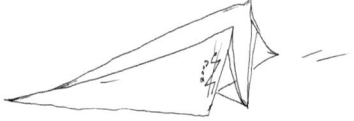

알레르기성 비염

 아침에 일어나면서부터 재채기와 콧물 흘리기를 반복한다면 일단 알레르기성 비염으로 봐도 된다.
 알레르기성 비염이 있으면 눈 주위도 가렵고 결막도 붉게 충혈된다. 코를 많이 풀어 머리도 멍하고 맑지 못하다. 어떤 분은 하루 종일 화장지를 옆에 두고 콧물을 풀어대기도 할만큼 알레르기성 비염은 성가시고 끈질기며 집중력을 떨어뜨려 생활의 리듬을 깨는 대표적 질환이기도 하다. 알레르기성 비염은 어린이에서부터 청·장년층에까지 층이 다양하지만 주로 청소년기 이하에서 많이 발생된다. 그래서 학업에 많은 지장을 주기도 한다.
 봄철과 가을철이 시작되는 환절기에 많이 일어나는 알레르기성 비염은 꽃가루, 집 먼지, 진드기, 짐승의 털 등을 비롯한 많은 이물질(항원)들과 이에 대항하기 위해 우리 몸에서 만들어내는 항체와의 사이에서 과민반응을 일으켜 나타난다.

하지만 한의학에서는 몸 안의 자연치유력 즉 원기가 저하되어 있을 때만이 이같은 알레르기성 반응이 일어날 수 있다고 본다. 그래서 코 점막을 강화하고 체질 개선 치료를 하면서 원기가 부족한 사람에겐 반드시 허약해진 원기를 끌어올리는 치료를 겸하게 된다. 항원이 될 만한 물질을 피하거나 양방에서 항원 검사를 받아 무엇이 문제를 일으키는가를 알아보는 것도 도움은 된다.

그러나 한방 치료에서 항원이 무엇인가는 별로 중요하지 않다. 기본적으로 알레르기 반응은 항원 그 자체가 문제가 아니라 별것도 아닌 항원(예를 들면 건강한 사람에겐 아무 문제도 일으키지 않는 꽃가루 같은 물질)에 과민 반응을 일으키는 체내의 신경질적인 반응이 문제이기 때문이다.

몸이 약한 사람은 예민해지고 신경질적으로 된다.

알레르기 반응도 체내 면역기능이 허약하여 몸에 별로 해로운 물질도 아닌데 공연히 민감 반응을 하는데 기인된다. 따라서 체내 면역기능을 강화시켜 특정 물질에 대한 민감성을 둔화시키고 자연치유력을 향상시키는 방법이 바로 한방의 체질 개선 요법이다.

이렇게 치료하면 증상의 정도에 따라 1~3개월 이내에 80~90% 이상에서 현저한 증상의 호전 또는 완치를 얻을 수 있다.

물론 드물게는 6개월 이상 장기 치료를 하여야 완전한 체질개선이 이루어지고 증상도 비로소 좋아지는 경우도 있다.

창이자 10~15g을 달인 물을 매일 차같이 자주 마시거나 죽염 1%액을 따뜻한 증류수나 물에 타서 매일 코로 들이마셔 입으로 내놓는 자가 세척을 반복하면 알레르기성 비염에 큰 도움이 된다.

야뇨증

아침에 눈 뜨면서 이부자리에 그려 놓은 지도 때문에 무척이나 곤혹스러웠던 기억을 되살릴 수 있는 사람은 무척 많다.

키를 뒤집어쓰고 소금을 얻으러 가면서 느낀 부끄러움도 곁들인다면 더욱 정겨운 이야기가 된다.

하지만 오줌싸개는 마냥 그렇게 낭만적인 증상도 아니며 성장과정에서 '크느라 입이 찢어진다' 거나 '크느라 다리가 아프다' 는 식으로 대수롭지 않게 넘어갈 증상은 더더욱 아니다.

보통 만 네 살이 되어도 한 달에 한번 이상 밤에 이부자리에 쉬를 하면 야뇨증이라 부른다.

야뇨증으로 고생하는 어린이들은 의외로 많다. 최근 조사에 의하면 유치원생의 약 26%, 초등학생의 약 20% 정도가 야뇨증으로 시달리고 있으며 소아질환 중 알레르기 다음으로 흔하다.

야뇨증의 주원인은 유전적 소인이 매우 크다.

즉, 엄마 아빠로부터 야뇨증 체질을 물려받은 경우인데 야뇨증은 양쪽 부모가 모두 있었던 경우엔 무려 약 77%에서, 부모 중 한쪽만 있었던 경우는 자녀의 약 44%에서 야뇨증이 나타나는 등 유전성 경향이 강하다.

그 외에 태열기나 알러지성 비염, 천식 등과 같은 알러지 증상과 동반하여 나타나는 경우도 증가하고 있다. 그리고 질투나 불안, 공포 같은 정서적 긴장으로 인한 스트레스 또는 심한 피로 등의 원인에 의해 어느 시기인가부터 다시 오줌을 못 가리게 되는 2차성 야뇨증도 있다.

야뇨증 어린이의 콩팥과 방광 등 배뇨에 관계되는 신경계통 성숙은 다른 장기에 비해 다소 느리다.

보통 만 3살이 되면 잠을 자면서 이부자리에 오줌을 누지 않을 수 있게 되고 늦어도 만 4세가 지나면 밤에 오줌을 가릴 수 있어야 한다. 따라서 그 이상의 연령층에서 잠자리 소변을 못 가리면 야뇨증이라 부른다.

야뇨증은 한 달에 1~2회 정도 일어나는 가벼운 경우에서부터 하룻저녁에 4~5회 이상까지도 요에 오줌을 적셔내는 심한 경우도 있다. 보통 잠든 후 1~2시간 후부터 시작하여 1~2시간 간격으로 2~3회 정도 무의식적으로 배뇨하는 것은 야뇨증의 흔한 증상이다.

한의학적으로보면 야뇨증은 방광과 신장의 허약함과 냉증이 주원인이다. 따라서 방광과 신장의 허냉을 보강하면 방광의 성숙이 정상화되고 튼튼해진다.

며칠 후면 대부분 절로 낫는 감기도 그냥 놔 두는 사람이 별로 없는데 신장계통(콩팥,자궁,방광 등의 비뇨생식기)발육 지연의 상징인 야뇨증을, 또한 어린 아이를 한껏 주눅 들게 만드는 야뇨증은 그냥 방치하는 것은 건강한 성장을 위해 매우 바람직하지 못하다.

단방요법을 몇 가지 소개한다.

1. 껍질을 벗긴 은행을 참기름에 약간 노릇노릇 볶아 준비해두고 3~4세는 하루 4~5개, 5~6세는 하루 6~7개씩 씹어 먹게 한다.

약 2주 정도 지속하며 그 이상 계속 먹지 않는다.

2. 산딸기(복분자)15g을 물에 달여 하루 3번 나눠 마신다.

3. 부추씨;부추씨를 가루 내어 한 번에 2g 정도씩 하루 세 번 10일간 지속한다. 2주 정도 지속해본 후 차도가 없으면 전문가와 상의해야 한다.

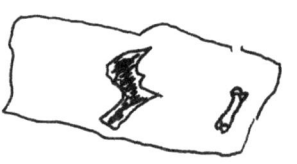

어지럼증(현운증)

어지럼증은 한의학적으로 혈허증, 즉 피가 부족하고 혈액순환이 잘 안되어 나타나는 현운증이라고 부른다. 흔히 빈혈이라고도 한다.

'빈혈인데요.' 하면 간혹 어떤 엄마는 '아뇨, 혈액검사엔 빈혈이 아니라던데요?' 하고 되묻는다.

양방에서는 혈액검사상 헤모글로빈 수치가 낮은 경우가 '빈혈'이지만 한방에선 보통 맥이 허약하고 얼굴과 눈꺼풀 안쪽 점막 등이 창백하고 어지럼증, 손발 저림증, 손발 냉증 등이 있거나 앉았다 일어설 때 어지럼증을 느끼는 기립성 빈혈도 역시 혈허증으로 본다. 원래 혈허증은 피를 비롯한 조혈계통의 기능이 저하되어 있다는 의미이다.

빈혈은 대개 음식을 잘 안 먹는 경우에 많으나 골고루 잘 먹는데도 철분 흡수가 잘 안되어 빈혈이 생기는 경우도 있다. 어린이들의 빈혈은 대부분 철 결핍성 빈혈인데 위와 장에서의 철분 흡수율이 떨어져 있기 때문이거나 원기가 허약하여 철분의 흡수 및 체내에서 이용율이 떨어져 있는 것이 원인이다.
　한의학에서 이같은 경우 비위 허증이나 혈허증으로 진단하고 치료를 하게 된다. 한방 치료는 철분을 공급하는 것은 아니지만 철분의 흡수율을 훨씬 높이고 조혈기능을 강화함으로써 오히려 철분제재를 투여하는 것보다도 빠른 시간 안에 효과적으로 빈혈을 치료할 수 있다.
　철 결핍성 빈혈이 있는 어린이는 두통 어지럼증과 집중력과 지구력이 떨어지고 신경질도 잘 내거나 식욕도 별로 없는 때가 많다. 질병에 대한 저항력이 떨어져 있어 코피나 성장통, 감기는 물론 각종 질병에 쉽게 걸릴 수 있다.
　초등학교 어린이라면 학습능력도 감퇴될 수 있다. 또 어릴 때 빈혈이 오래가면 영양부족으로 부실공사가 되어 어른이 되어서도 허약한 몸에서 벗어나기 힘든다.
　빈혈에는 우선 철분이 많은 음식을 장기간에 걸쳐 충분히 섭취하는 것이 필요한데 철분이 많이 함유된 식품은 간, 콩팥, 고기, 창자, 계란노른자, 말린 완두콩, 강낭콩, 땅콩, 말린 과일(포도), 녹색 채소류 등의 순서이다. 기본적으로 붉은 색 고기나 창자의 철분은 야채의 철분보다 흡수가 쉽고 또 과일이나 야채의 비타민C는 철분 흡수를 촉진시키므로 같이 먹으면 좋다.

코피

자녀의 코에서 새빨간 피가 수시로 터져 나오는 것을 바라보는 엄마의 마음은 깜짝 깜짝 놀라고 간담이 서늘해질 수밖에 없다.

엄마 말처럼 어린이들의 코피는 시도 때도 없으며 유치원이나 초등학교에 처음 들어가서 조금만 피곤하고 체력이 떨어져 코피가 난다. 이럴 때 엄마들은 무슨 병이나 있지 않을까 하고 걱정하기 마련이다.

그런데 코피는 왜 터질까?

그것은 아이의 원기가 부족하고 기혈(氣血)이 쇠약해져 있기 때문이다. 아이들은 허약해지면 코 점막이 얇아지고 점막 가까이 노출돼 있는 혈관 벽도 약해져 코피가 난다.

간혹 코피의 양이 아주 많고 오랫동안 지혈이 안 되는 경우도 있다. 이런 경우는 간 기능이 저하되어 있거나 건강한 피를 갖고 있지 못한 때문인데 대개 부모의 체질을 물려받은 경우가 많다.

코피가 날 때 응급조치는 약솜이나 거즈를 길게 말아서 코 속에 밀어 넣고 코 날개 위 부분을 누르면 빨리 지혈이 된다.

이때 머리를 너무 뒤로 젖히지 말고 오히려 조금 숙인 자세에서 코를 압박해주는 것이 좋다.

혈관을 지져서 땜질하면 잠깐 멎지만 대부분 금세 다시 터지는 이유는 코피가 터지게 만든 원인(약해진 몸)은 그대로 있기 때문이다. 따라서 저항력을 보강해 코 점막을 강화하는 것이 근본적인 치료책이다.

코피가 나면서 열이 많은 어린이에게 좋은 음식은 배, 감, 냉이, 연근, 목이버섯 등 대부분 야채와 과일이다.

코피가 잘나면서 몸이 차고 비위가 약한 어린에게는 산약, 대추, 인삼, 땅콩, 오디열매, 연근, 구기자 등이 좋다. 또 신선한 연근으로 즙을 내어 40~50cc씩 하루 3~4회 마시거나 땅콩 20~30g을 껍질째 달여 2~3번 나눠 마시면 효과가 있다.

코피가 잘 나는 어린이는 충분한 휴식과 수면, 영양 섭취를 시켜주면 대개는 자연스럽게 호전되지만 1주에 1~2번 이상 코피가 잦다면 곧바로 치료를 해 주는 것이 좋다.

코피는 매우 허약한 아이가 아니라면 보통 2주 정도면 코피도 더 이상 나지 않고 건강해지므로 곧 바로 치료해 주는 것이 바람직하다.

최 현 한의학 에세이

우리 집 손님들

초판1쇄 · 2004년 2월 2일
초판2쇄 · 2004년 3월 20일
초판3쇄 · 2006년 3월 15일

지은이 · 최 현
그린이 · 최 현
편집장 · 박옥주

편집인 · 안종완
발행인 · 박종현
발행처 · 세계문예

등록/1998년 5월 27일(제7-180호)

주소/ (132-033) 서울시 도봉구 쌍문3동 315-402

☎ 대표:995-0071 영업부:995-0072 팩스:904-0071

편집실:995-1177 주간실:995-0073

e-mail | adongmun@naver.com
e-mail | adongmun@hanmail.net
Homepage | adongmun.co.kr
아동문예

값 7,000원

ISBN 89-88695-35-6

※저자와의 협의하에 인지는 생략함.